新版

チェアサイド・介護で役立つ

口腔粘膜疾患アトラス

どこで見わけて、どう対応？

中川 洋一 著

クインテッセンス出版株式会社　2018

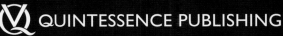

Berlin | Chicago | Tokyo

はじめに

介護の現場やチェアサイドで役立つようにと執筆した本書も出版から12年が経ち、このたび改訂の運びとなりました。多くの方のお役に立てたことをうれしく思っています。

12年の歳月は瞬く間に過ぎましたが、医学の進歩は目覚ましく、2006年に誕生したiPS細胞は臨床応用され、またAI（人工知能）が治療法を選択する時代になってきました。

歯科では、増殖因子を用いた歯周組織再生やCAD/CAM（コンピュータ支援による設計と製造）が保険導入されるなど、新しい技術が普及しました。

一方で歯科医療は、う蝕や欠損補綴などの形態回復を主体とした診療から、機能回復を重視する方向へ変化しています。「口腔機能低下症」という新病名が生まれ、口腔機能管理の重要性が叫ばれています。

口腔機能管理の実施で、誤嚥性肺炎の発症が6割以下に減少したというデータや、がんの手術に関する医療費が15%削減できたというデータがあります。患者さんにとっても医療経済的にみても、口腔機能管理の重要性が認識されているわけです。日本歯科医学会と日本歯科医師会は、歯科医療職の関与の程度によって、「口腔健康管理」を「口腔機能管理」「口腔衛生管理」「口腔ケア」に分けることを提唱し、多くの職種の方が連携することによって、口腔の健康維持に努めようとしています。

口腔ケアの普及で、口腔粘膜をみる機会が激増しました。このような状況において、医療関係者が口腔粘膜疾患の診断と治療に果たす役割の重要性は、弥増します。

TNM分類が改訂され、前癌病変・前癌状態の概念は口腔潜在的悪性疾患の概念へと移行し、口腔病変の分類も新しくなりました。このようなことから今回の改訂は時宜を得たものと思います。各種の新しい診療ガイドラインや薬剤の情報も取り入れるようにしました。

本書は、鶴見大学歯学部口腔外科学第2講座と鶴見大学歯学部附属病院口腔機能診療科の貴重な症例によって執筆することができました。これまでに多くのことを教えていただいた鶴見大学名誉教授 石橋克禮先生（旧口腔外科学第2講座教授）、浅田洸一先生（旧口腔外科学第2講座准教授）、教室の先生方ならびに口腔内科学講座・佐藤徹准教授に心から感謝申しあげます。

2018年夏
中川洋一

本書の口腔病変の分類の考え方

本書は、「粘膜の病変にどう対処すればよいのか?」という疑問に答えるためのものです。口腔粘膜を見てまず判断することは、"正常か異常か"です。つまり、治療を"必要とするのか""必要としないのか"の判断です。その次に、"どのように異常なのか"あるいは"どのくらい異常なのか"を判断するでしょう。放っておくと生命にかかわる、すぐに治療をすれば軽くすむ、医科との連携が必要、というような判断です。

このような判断を行い適切に対処するためには、疾患を右のように分類して考えるとわかりやすいと思います。本書ではこれに準じて口腔病変を示しました（次ページ分類表参照）。各病変ごとの構成と使用法の特徴は5ページに示したとおりです。

より適切な口腔粘膜疾患の対処を行うために、本書が参考になれば幸いです。

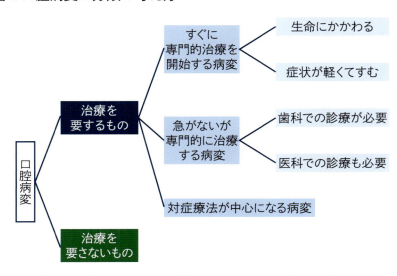

本書の口腔病変の分類

Ⅰ. 治療を要するもの

1-1 すぐに専門的治療を開始する病変　①生命にかかわる

SECTION1	舌癌	SECTION4	紅板症
SECTION2	口底癌・頬粘膜癌	SECTION5	白板症（非均一型）
SECTION3	歯肉癌	SECTION6	血管性浮腫

1-1 すぐに専門的治療を開始する病変　②症状が軽くてすむ

SECTION7	帯状疱疹	SECTION14	カンジダ性口角炎・口唇炎
SECTION8	ハント症候群	SECTION15	カンジダ性義歯性口内炎
SECTION9	疱疹性歯肉口内炎	SECTION16	口腔粘膜疾患へのカンジダ感染
SECTION10	口唇ヘルペス	SECTION17	壊死性潰瘍性歯肉口内炎
SECTION11	偽膜性カンジダ症	SECTION18	口腔粘膜の化膿性炎
SECTION12	紅斑性カンジダ症	SECTION19	化膿性唾液腺炎
SECTION13	肥厚性カンジダ症		

1-2 急がないが専門的に治療する病変　①歯科での診療が必要

SECTION20	白板症（均一型）	SECTION27	歯肉増殖症
SECTION21	口腔扁平苔癬	SECTION28	乳頭腫
SECTION22	褥瘡性潰瘍	SECTION29	血管腫
SECTION23	義歯性線維腫	SECTION30	多形腺腫
SECTION24	フラビーガム	SECTION31	粘液嚢胞
SECTION25	線維腫	SECTION32	唾石症
SECTION26	エプーリス		

1-2 急がないが専門的に治療する病変　②医科での診療も必要

SECTION33	天疱瘡・類天疱瘡	SECTION36	萎縮性舌炎
SECTION34	シェーグレン症候群	SECTION37	色素沈着・アミロイドーシス
SECTION35	全身性強皮症	SECTION38	特発性血小板減少性紫斑病

1-3 対症療法が中心になる病変

SECTION39	カタル性口内炎	SECTION41	ヘルパンギーナ
SECTION40	アフタ性口内炎	SECTION42	潰瘍性口内炎

Ⅱ. 治療を要さないもの

SECTION43	外骨症	SECTION47	正中菱形舌炎
SECTION44	フォーダイス斑	SECTION48	舌扁桃肥大
SECTION45	地図状舌	SECTION49	黒毛舌
SECTION46	溝状舌	SECTION50	舌苔

本書の特徴（口腔病変の見方）

左ページ
病態写真を示し、病変を見るポイントを記載（見た目の特徴や触ったときの特徴など）

右ページ
疾患の解説を記載（疾患の懸念、臨床所見の特徴、一般的な治療方法や簡単な対処法、関連する知識など）

疾患の位置づけや関連する知識を解説

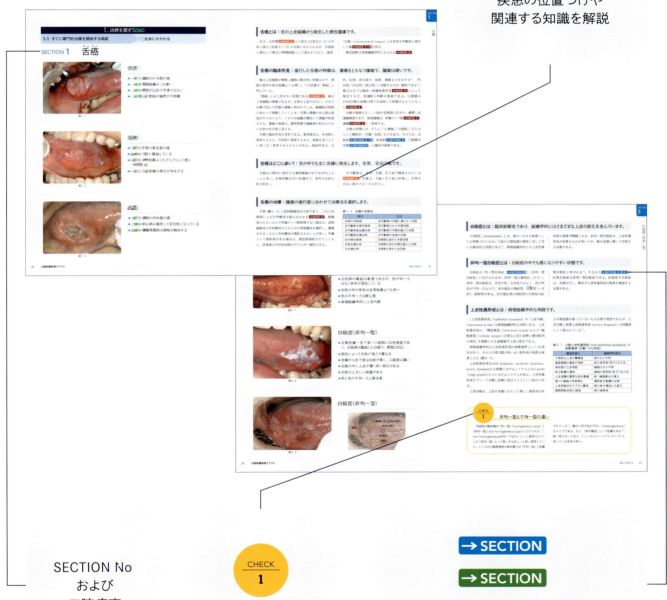

SECTION No および 口腔病変

関連する知識を解説

鑑別診断が必要な疾患においては、他の疾患との臨床像を比較できるよう示した

CONTENTS

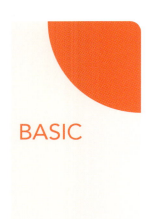

口腔粘膜疾患を理解するための基本的知識 1-6

BASIC	1	口腔の構造	12
BASIC	2	舌	13
BASIC	3	口腔粘膜疾患の徴候（肉眼的所見）	15
BASIC	4	形から見た疾患の鑑別	16
BASIC	5	色から見た疾患の鑑別	17
BASIC	6	原因と発症メカニズムから見た疾患の分類	18

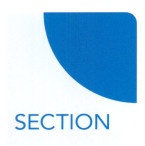

口腔粘膜疾患 1-50

Ⅰ.治療を要するもの

1-1 すぐに専門的治療を開始する病変

①生命にかかわる

SECTION	1	舌癌	20
SECTION	2	口底癌・頬粘膜癌	22
SECTION	3	歯肉癌	24
SECTION	4	紅板症	26
SECTION	5	白板症（非均一型）	28
SECTION	6	血管性浮腫	30

②症状が軽くてすむ

SECTION	7	帯状疱疹	32
SECTION	8	ハント症候群	34
SECTION	9	疱疹性歯肉口内炎	36
SECTION	10	口唇ヘルペス	38
SECTION	11	偽膜性カンジダ症	40
SECTION	12	紅斑性カンジダ症	42
SECTION	13	肥厚性カンジダ症	44
SECTION	14	カンジダ性口角炎・口唇炎	46

SECTION 15	カンジダ性義歯性口内炎	48
SECTION 16	口腔粘膜疾患へのカンジダ感染	50
SECTION 17	壊死性潰瘍性歯肉口内炎	52
SECTION 18	口腔粘膜の化膿性炎	54
SECTION 19	化膿性唾液腺炎	56

1-2急がないが専門的に治療する病変

①歯科での診療が必要

SECTION 20	白板症 (均一型)	58
SECTION 21	口腔扁平苔癬	60
SECTION 22	褥瘡性潰瘍	62
SECTION 23	義歯性線維腫	64
SECTION 24	フラビーガム	66
SECTION 25	線維腫	68
SECTION 26	エプーリス	70
SECTION 27	歯肉増殖症	72
SECTION 28	乳頭腫	74
SECTION 29	血管腫	76
SECTION 30	多形腺腫	78
SECTION 31	粘液嚢胞	80
SECTION 32	唾石症	82

②医科での診療も必要

SECTION 33	天疱瘡・類天疱瘡	84
SECTION 34	シェーグレン症候群	86
SECTION 35	全身性強皮症	88
SECTION 36	萎縮性舌炎	90
SECTION 37	色素沈着・アミロイドーシス	92
SECTION 38	特発性血小板減少性紫斑病	94

1-3 対症療法が中心になる病変

SECTION 39	カタル性口内炎	96
SECTION 40	アフタ性口内炎	98
SECTION 41	ヘルパンギーナ	100
SECTION 42	潰瘍性口内炎	102

Ⅱ. 治療を要さないもの

SECTION 43	外骨症	104
SECTION 44	フォーダイス斑	106
SECTION 45	地図状舌	108
SECTION 46	溝状舌	110
SECTION 47	正中菱形舌炎	112
SECTION 48	舌扁桃肥大	114
SECTION 49	黒毛舌	116
SECTION 50	舌苔	118

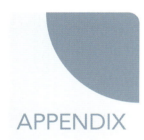
APPENDIX

口腔粘膜疾患の薬物療法

Ⅰ. 口腔粘膜疾患の原因療法 …… 140

1. 抗真菌薬 …… 140
- アムホテリシン B …… 140
- ミコナゾール …… 140
- イトラコナゾール …… 141

2. 抗ウイルス薬 …… 142
- アシクロビル …… 142
- バラシクロビル …… 142
- ファムシクロビル …… 143
- アメナメビル …… 143
- ビダラビン …… 143

3. 抗菌薬 ……………………………………………………………… 144

全身的薬物療法 ………………………………………………… 144

局所的薬物療法 ………………………………………………… 144

4. 口腔粘膜殺菌消毒薬 …………………………………………… 145

含嗽剤 …………………………………………………………… 145

トローチ ………………………………………………………… 145

Ⅱ. 口腔粘膜疾患の対症療法 …………………………………… 146

1. ステロイド性抗炎症薬 ………………………………………… 146

軟膏剤 …………………………………………………………… 146

貼付剤 …………………………………………………………… 148

噴霧剤 …………………………………………………………… 148

2. アズレンスルホン酸ナトリウム ……………………………… 149

含嗽剤 …………………………………………………………… 149

トローチ ………………………………………………………… 149

3. 表面麻酔薬 ……………………………………………………… 150

4. 人工唾液 ………………………………………………………… 150

人工唾液（エアゾール）………………………………………… 150

5. 唾液分泌促進薬（コリン作動薬）……………………………… 151

セビメリン塩酸塩 ……………………………………………… 151

ピロカルピン塩酸塩 …………………………………………… 151

引用文献 ……………………………………………………………… 152

索引 …………………………………………………………………… 153

CONTENTS

CHECK

CHECK 1	非均一型と不均一型の違い	29
CHECK 2	褥瘡とは	63
CHECK 3	ポリープとは	69
CHECK 4	血管腫の位置づけ	77
CHECK 5	粘膜と皮膚	107

NOTE

NOTE 1	腫瘍とは細胞が自立性をもって過剰に増殖した組織です。	120
NOTE 2	癌とは上皮から発生した悪性腫瘍のことです。	120
NOTE 3	口腔癌とは頬粘膜、歯肉、硬口蓋、舌、口腔底などに生じた癌のことです。	120
NOTE 4	癌の確定診断は生検によってなされます。	121
NOTE 5	腫瘍の進行度を把握するためには画像検査を行います。	121
NOTE 6	TNM 分類とは悪性腫瘍の原発巣の広がりと転移の分類です。	122
NOTE 7	癌細胞はリンパ管を通ってリンパ節に転移します。	122
NOTE 8	リンパ節の次は肺へ転移します。	123
NOTE 9	口腔癌の治療法は症例に応じて選択されます。	123
NOTE 10	早期癌とは癌の浸潤の先端が粘膜下層にとどまるものをいいます。	123
NOTE 11	薬が血管性浮腫の原因になることもあります。	124
NOTE 12	口腔領域の帯状疱疹は三叉神経の支配領域に一致して片側性に小水疱が出現します。	124
NOTE 13	顔面神経麻痺とは表情筋が麻痺することです。	125
NOTE 14	ベル麻痺とは原因がわからない特発性の顔面神経麻痺のことです。	126
NOTE 15	頬粘膜の白線は口腔粘膜の角化性病変です。	126
NOTE 16	摩擦性角化症は口腔粘膜の角化性病変です。	127
NOTE 17	ニコチン性口内炎は口腔粘膜の角化性病変です。	127
NOTE 18	白板症と口腔扁平苔癬は角化性病変ですが、口腔扁平苔癬は炎症が見られます。	128
NOTE 19	創傷治癒には一期治癒と二期治癒があります。	128
NOTE 20	周囲組織も含めて摘出することを切除といいます。	129
NOTE 21	薬剤の副作用で多形滲出性紅斑が出現することがあります。	129
NOTE 22	粘液嚢胞の治療は外科療法です。	130
NOTE 23	舌深静脈が拡張していることがあります。	131
NOTE 24	天疱瘡は大きく「尋常性天疱瘡」と「落葉状天疱瘡」に分けられます。	131
NOTE 25	シェーグレン症候群の診断は診断基準を参考にします。	131
NOTE 26	全身疾患で手指に症状が出ることがあります。	132
NOTE 27	舌小帯強直症で機能障害があるときは手術で切除します。	133
NOTE 28	鉄欠乏性貧血はヘモグロビン、ヘマトクリット、血清鉄、フェリチンが低下します。	134
NOTE 29	出血傾向とは出血しやすい状態のことです。	134
NOTE 30	出血性素因はまず血小板数、PT、APTT を調べます。	135
NOTE 31	血腫は治療の必要がありません。	136
NOTE 32	口臭は原因を明らかにすることで対処します。	136

BASIC

口腔粘膜疾患を理解するための
基本的知識 1−6

口腔粘膜疾患を理解するためには、「口腔の正常構造」「口腔粘膜病変の徴候」「形と色から見た疾患の鑑別」を知る必要がある。

1. 口腔の正常構造

口腔は、頰粘膜、歯肉、硬口蓋、舌、口腔底によって構成されている。口腔は咽頭に移行しており、口腔と咽頭の境の口峡部は一見複雑そうである。舌は簡単な構造に見えるが、表面はさまざまな構造物で被われており、思ったよりも複雑である。口腔粘膜疾患の診断と対処を行うためには、まず口腔の構造を知らなければならない。 →BASIC 1・2 では、口腔粘膜疾患を見るうえで必要な解剖学的構造を示す。

2. 口腔粘膜疾患の徴候

視診や触診で得られる客観的な所見を「徴候」という。口腔粘膜疾患を観察するうえで必要となる「目で確認できる徴候」を BASIC 3 に示す。

3. 形と色から見た疾患の鑑別と
発症メカニズムから見た疾患の分類

いろいろな見方で口腔粘膜疾患をまとめて整理しておくこと

は、それぞれの疾患を理解する手助けになる。特に"形"や"色"で分類してまとめておくと、診断を行うときに便利である →BASIC 4・5 。また、疾患を"発症メカニズム"から見て分類することは治療方針を決めるうえで役立つ →BASIC 6 。

BASIC 4〜6 の使い方

1. SECTION を読みながら BASIC に戻る

SECTION を読むときに、 BASIC の事項に戻ってそのつど確認することで疾患の位置づけを把握する。

2. BASIC から必要な SECTION を探す

ある疾患に遭遇したとき、形や色などの徴候を捉えたら、 BASIC を基にしてどの疾患に似ているかを推測する。その後、 SECTION の写真と徴候の解説からその疾患であることを確かめる。

BASIC 1

口腔の構造

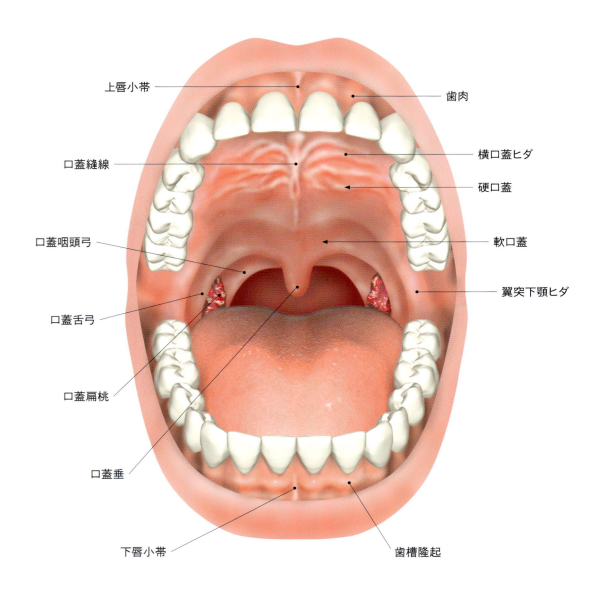

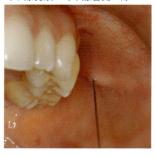

耳下腺乳頭　耳下腺管開口部

BASIC 2

舌

　筋肉性の器官である舌の表面は粘膜に被われており、舌尖、舌体、舌根の3部に区別される。舌尖と舌体との間に明らかな境はないが、舌体と舌根は分界溝によって区画されている。
　舌尖と舌背には無数の小突起があり、これを「舌乳頭」という。
1) 糸状乳頭
　舌背一面には糸状乳頭がある。糸状乳頭はもっとも数が多く、密な結合組織性の芯と厚い角化突起で構成されている。地図状舌 →SECTION 45 はこの舌乳頭の変化である。

2) 茸状乳頭
　茸状乳頭の上皮は薄く角化せず、血管に富んだ結合組織の芯がある。そのため白っぽい糸状乳頭の間にあって茸状乳頭はピンク色の点の散在として認められる。
3) 有郭乳頭
　有郭乳頭は舌根に近いところにある。舌乳頭の中で、もっとも少数でもっとも大きい。
4) 葉状乳頭
　葉状乳頭は、舌外側縁の後方部にひだ状のもので、舌側縁に縦方向に並ぶように存在している。

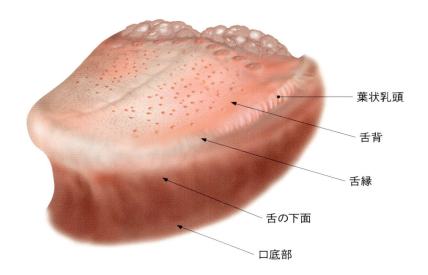

葉状乳頭
舌背
舌縁
舌の下面
口底部

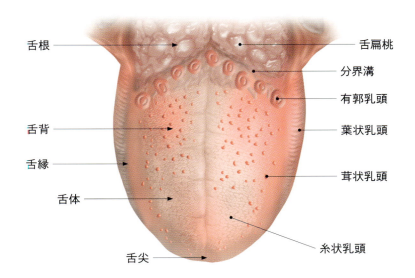

舌根　舌扁桃
分界溝
有郭乳頭
舌背　葉状乳頭
舌縁
茸状乳頭
舌体
糸状乳頭
舌尖

舌縁

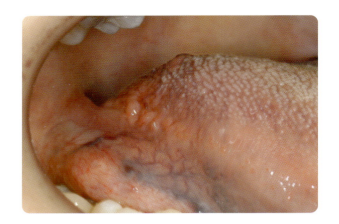
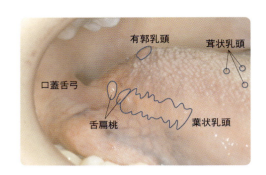

舌根部

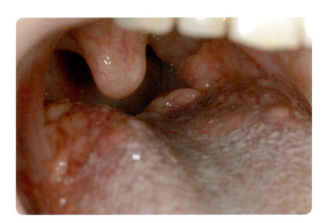
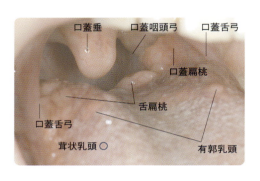

舌下から口底部①

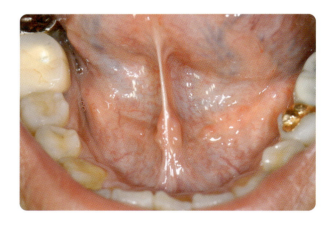
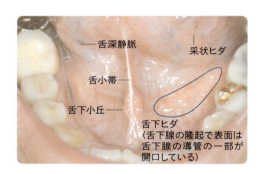

舌下から口底部②

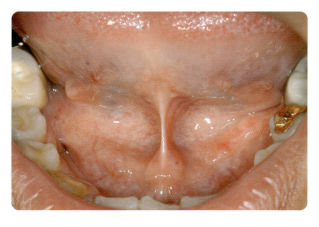
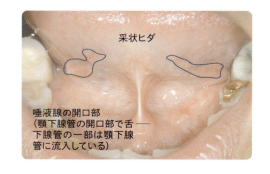

BASIC 3

口腔粘膜疾患の徴候（肉眼的所見）

　患者さんの訴える痛みなどの不快な自覚症状を「症状」といい、医師が診察して見つけ出した潰瘍や腫脹などの異常な所見を「徴候」という。さらに症状と徴候を合わせて「症候」という。

　口腔粘膜疾患では下記のような徴候を観察する。

1) 紅斑 (erythema)
　上皮下の毛細血管の拡張などによる粘膜の赤色の変化。斑とは隆起のない色調の変化のこと。
2) 紫斑 (purpura)
　上皮下の血管から出血し赤紫に見えるもの。
3) 色素斑 (pigmended macule)
　物質の沈着によるものでメラニン沈着が多い。
4) 白斑・白板 (white patch)
　皮膚のメラニンの減少によるものを「白斑」という。口腔粘膜では上皮の肥厚（アカントーシス）や過角化、異所性角化症で白く変化した状態を「白斑」と呼んでいる。すなわち少し厚みをもった状態である。白斑より厚みがあるので「白板」と呼ぶこともある。
5) 丘疹 (papule)（隆起）
　限局性の小さな隆起。上皮、粘膜下組織の細胞成分の増加によ

る。
6) 結節・腫瘤 (nodule, tumor)（隆起）
　丘疹より大きな限局性の隆起。
7) 水疱 (bulla, blister)
　水溶性の内容物をもち天蓋に被膜をもつ隆起。
　①上皮内水疱
　②上皮下水疱
8) びらん (erosion)（陥凹）
　上皮の剥離や欠損が基底層までの上皮内にとどまったもの。紅色に見え、漿液が滲出している。
9) 潰瘍 (ulcer)（陥凹）
　組織欠損がびらんより深く上皮を超えて粘膜固有層にまで達するもの。線維素が滲出してフィブリンを形成し白色〜黄色を呈していることが多い。
10) 萎縮 (atrophy)
　組織（細胞や細胞間物質）の容積の縮小。
11) 浮腫 (edema)
　組織間液の増大した状態。

●びらんと潰瘍

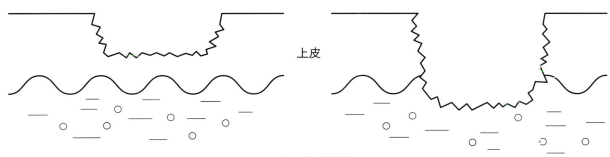

BASIC 4

形から見た疾患の鑑別

　粘膜疾患を見るにあたり、形でおおまかに分類することが有用である。その分類は大きく4つに分けることができる。
1) ある大きさの塊として見える結節・腫瘤状の隆起性病変
2) 腫瘤ではないが正常粘膜より丘状に隆起している扁平隆起性病変
3) 隆起も陥凹もしていない平坦な病変（紅斑、紫斑、色素斑など）
4) 陥凹した病変（びらん、潰瘍など）
　なお、口腔の水疱性病変は破れやすいので陥凹病変になる。

　1) ～4) の形にはそれぞれ、境界の明瞭・不明瞭、辺縁の整・不整、表面性状の平滑・粗造・凹凸、色調の違いなどがあり、疾患の鑑別に役立つ。
　また腫瘤状病変は、触診によって硬さ、可動性、圧痛を観察する。硬さは、軟らかくて弾性のある「弾性軟」、やや硬いが弾性のある「弾性硬」、弾性のない練り粉状のような「可塑性」があり、硬いものは硬度によって「骨様硬」「軟骨様硬」と表現することができる。

●腫瘤状の隆起性病変

病変	その他の特徴的な所見	SECTION
扁平上皮癌	境界が不明瞭・表面凹凸	1～3
血管性浮腫	びまん性の腫脹	6
義歯性線維腫	義歯の辺縁にできる	23
フラビーガム	義歯の内面にできる	24
線維腫	境界が明瞭、表面平滑	25
エプーリス	歯肉にできる	26
歯肉増殖症	表面平滑	27
乳頭腫	境界が明瞭、表面凹凸	28
血管腫	暗赤色	29
多形腺腫	境界が明瞭、表面平滑	30
粘液嚢胞	軟らかく波動を触れる	31
外骨症	骨様硬	43

●扁平状の隆起性病変

病変	その他の特徴的な所見	SECTION
白板症	拭い去ることのできない白色	5、20
偽膜性カンジダ症	拭い去ることのできる白色	11
肥厚性カンジダ症	肉芽腫様、白板症様	13
口腔扁平苔癬	白色の部分が隆起している	21
アミロイドーシス	黄色	37
正中菱形舌炎	表面平滑	47

●平坦な病変

病変	その他の特徴的な所見	SECTION
紅板症	赤色、表面粗造	4
紅斑性カンジダ症	赤色	12
萎縮性舌炎	舌乳頭萎縮	36
色素沈着	黒色	37
カタル性口内炎	赤色	39

●陥凹病変

病変	その他の特徴的な所見	SECTION
疱疹性歯肉口内炎	上皮が剥がれて潰瘍になる	9
壊死性潰瘍性歯肉口内炎	歯周疾患に関連がある	17
褥瘡性潰瘍	物理的原因がある	22
天疱瘡・類天疱瘡	上皮が剥がれて潰瘍になる	33
アフタ	中心が潰瘍で周囲が赤い	40

●水疱性病変

病変	原因	SECTION
帯状疱疹		7
疱疹性歯肉口内炎		9
口唇ヘルペス	ウイルス性病変	10
ヘルパンギーナ		41
天疱瘡・類天疱瘡	自己免疫性病変	33

BASIC 5

色から見た疾患の鑑別

　正常口腔粘膜は、粘膜の下の毛細血管がうっすら透けて見えるため、ピンク色をしている。その血管が拡張して血流が増えると、粘膜は赤く見える。これが炎症である。また、粘膜上皮が薄くなると、血管がさらに透けるために、粘膜は赤く見える。これは、びらんや粘膜の萎縮の状態である。

　一方、粘膜上皮が厚みを増した状態や、角化が亢進した状態では、粘膜下の血流が見えずに白くなる。また、白板症は、上皮層全体が厚くなり、過角化しているために白色に見える。歯肉や口蓋は角化上皮であり、これら以外の粘膜は非角化上皮や角化に乏しい上皮である。非角化上皮が角化すると、周囲粘膜に比較して著明な白色として認められる。

　このように、粘膜疾患の観察において色は重要である。

●白色病変

白く見える病変	白く見える理由	SECTION
白板症	上皮の厚さと角化の強さ	5、20
肥厚性カンジダ症		13
乳頭腫		28
頬粘膜の白線		NOTE 15
摩擦性角化症		NOTE 16
ニコチン性口内炎		NOTE 17
扁平上皮癌	潰瘍部の線維素や懐死組織のため	1〜3
潰瘍性口内炎		42
偽膜性カンジダ症	微生物のため	11
舌苔	微生物、剝離上皮	50

●赤白混在病変

赤白混在に見える病変	赤白混在に見える理由	SECTION
非均一型白板症	上皮の厚みと角化の強弱	5
口腔扁平苔癬		21
地図状舌		45
アフタ	びらん・潰瘍と血管拡張	40
ヘルパンギーナ		41

●黄色病変

黄色く見える病変	黄色く見える理由	SECTION
アミロイドーシス	異常タンパクの蓄積	37
フォーダイス斑	異所性の脂腺	44

●黒色病変

黒く見える病変	黒く見える理由	SECTION
生理的色素沈着	内因性色素	37
色素性母斑		37
全身疾患にともなう色素沈着		37
歯科用金属による色素沈着	外来色素	37
黒毛舌	微生物の色素	49

●赤色・暗赤色病変

赤く見える病変	赤く見える理由	SECTION
紅板症	上皮が薄いため	4
紅斑性カンジダ症		12
粘液嚢胞		31
萎縮性舌炎		36
紅板症	血流が豊富	4
紅斑性カンジダ症		12
血管腫		29
カタル性口内炎		39
紫斑病	出血	38
出血性素因		NOTE 29
血腫		NOTE 31
正中菱形舌炎	無対舌結節	47

●正常粘膜色の病変

病変	SECTION
血管性浮腫	6
義歯性線維腫	23
フラビーガム	24
線維腫	25
歯肉増殖症	27
多形腺腫	30
粘液嚢胞	31
外骨症	43

BASIC

BASIC 6

原因と発症メカニズムから見た疾患の分類

　口腔粘膜疾患の治療方針の決定は、疾患の発症原因と深く関係する。たとえば腫瘍性病変は外科的に切除されることが多い。同じような腫瘍でも反応性増殖性病変では、外科的切除以外に、原因を除去して自然治癒を待つという選択枝もある。

　水疱や潰瘍を形成する病変のうち、自己免疫病理が関連する病変にはステロイド性抗炎症薬を用いるが、感染性病変にはステロイド剤は用いない。

　口腔粘膜疾患への対処法は、徴候によって選択するのではなく、疾患の性質から判断されることが多い。

●腫瘍性病変

疾患名	SECTION
扁平上皮癌	1〜3
紅板症*	4
白板症*	5、20
血管腫	29
多形腺腫	30

＊口腔潜在的悪性疾患

●自己免疫病理が関連する病変

疾患名	SECTION
口腔扁平苔癬	21
天疱瘡・類天疱瘡	33
シェーグレン症候群	34
特発性血小板減少性紫斑病	38

●反応性増殖性病変

疾患名	SECTION
義歯性線維腫	23
フラビーガム	24
線維腫*	25
エプーリス	26
歯肉増殖症	27
乳頭腫*	28
外骨症	43
舌扁桃肥大	48

＊本来は腫瘍に分類されるものであるが、口腔では反応性増殖が多い

●感染性病変

疾患名	SECTION
帯状疱疹（ウイルス感染）	7
疱疹性歯肉口内炎（ウイルス感染）	9
口唇ヘルペス（ウイルス感染）	10
口腔カンジダ症（真菌感染）	11〜16
壊死性潰瘍性歯肉口内炎（細菌感染）	17
口腔粘膜の化膿性炎（細菌感染）	18
化膿性唾液腺炎（細菌感染）	19
ヘルパンギーナ（ウイルス感染）	41
手足口病（ウイルス感染）	41

●菌交代現象

疾患名	SECTION
口腔カンジダ症	11〜16
黒毛舌	49

●外傷性病変

疾患名	SECTION
褥瘡性潰瘍	22
粘液嚢胞	31
カタル性口内炎	39
潰瘍性口内炎	42

●形成異常

疾患名	SECTION
フォーダイス斑	44
溝状舌	46
正中菱形舌炎	47

●血管・血小板・凝固・線溶の異常

疾患名	SECTION
血管性浮腫	6
出血性素因	NOTE 29

●栄養障害

疾患名	SECTION
萎縮性舌炎	36

●不明

疾患名	SECTION
再発性アフタ	40
地図状舌	45

口腔粘膜疾患アトラス

SECTION

口腔粘膜疾患1-50

本書は、医療や介護の現場でどのように口腔粘膜疾患に対処するかをテーマにしているため、従来の分類にしたがった記述ではない。また **SECTION** に記載した疾患は口腔に現れる疾患のすべてではなく、日常臨床で遭遇する可能性の高い疾患である。各 **SECTION** において、左ページに病態写真と疾患を見る時のポイントを記載し、右ページは疾患について解説した。疾患の解説は、見出しだけを読むことによってもその概略をつかむことができる。補足的事項は **→NOTE** に記載した。

鑑別診断のためには、他の **→SECTION** を参照して、疾患同士の類似点や異なる点を確認することができる。それぞれの疾患の概念の理解には、**BASIC 6** を参照することが手助けになる。

多岐にわたる口腔粘膜疾患をすべて理解するには時間がかかるが、**SECTION** は以下のような実践的な使い方ができるものと考える。

SECTIONの実践的な使い方

1. **SECTION** を読み進める

SECTION の順番は対処を急ぐものから並べてある。特に癌は生命にかかわる。粘膜病変ではないかと思ったときに、「ただちに治療を開始した方がよい病変」の **SECTION** から確認していくのが1つの使い方である。

2. **BASIC** から必要な **SECTION** を探す

ある疾患に遭遇したとき、形や色などの徴候を捉えたら、**BASIC** を基にしてどの疾患に似ているかを推測する。その後、**SECTION** の写真と徴候の解説からその疾患であることを確かめる。

Ⅰ. 治療を要するもの

1-1 すぐに専門的治療を開始する病変 ①生命にかかわる

SECTION 1 舌癌(ぜつがん)

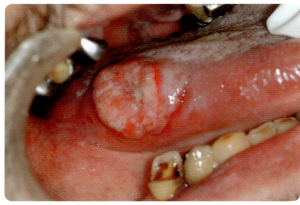

図1-1

舌癌

- 右側舌縁部の外向型の癌
- 腫瘍は周囲組織よりも硬い
- 腫瘍の表面が凸凹で平滑ではない
- 病変部と正常部の境界が不明瞭

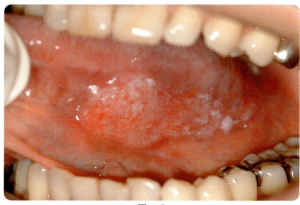

図1-2

舌癌

- 左側舌下面の表在型の癌
- 腫瘍は丘状に隆起している
- 表面は正常粘膜よりもざらざらした感じ（表面粗造）
- 一部に白板症様の部分が存在する

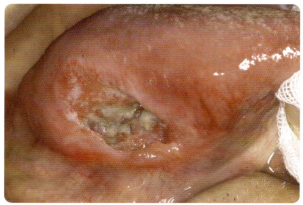

図1-3

舌癌

- 右側舌縁部の内向型の癌
- 潰瘍の中心部は壊死して灰白色になっている
- 腫瘍の潰瘍周囲部は硬結を触知する

舌癌とは：舌の上皮組織から発生した悪性腫瘍です。

舌は、分界溝 →BASIC 2 より前方（舌前方2／3）の舌体と後方（舌後方1／3）の舌根に分けられるが、舌根部に発生した癌は口峡咽頭癌として扱われており、通常、「舌癌」（carcinoma of tongue）とは舌前方可動部に発生した癌 →NOTE 1〜3 を指す。

確定診断は病理組織学的になされる →NOTE 4 。

舌癌の臨床所見：進行した舌癌の特徴は、潰瘍をともなう腫瘤で、腫瘤は硬いです。

癌は上皮細胞が増殖し細胞の数が多い状態なので、周囲の筋肉や結合組織よりも硬い。この状態を「硬結」と呼んでいる。

「潰瘍」とは上皮がない状態である →BASIC 3 。癌は上皮細胞の増殖であるが、正常の上皮ではない。そのため癌で凹んだ状態も潰瘍と呼ばれている。癌細胞が周囲に向かって増殖していくとき、次第に腫瘍の中心部は血流が不十分となり、このため組織が壊死して潰瘍が形成される。潰瘍の表面は、壊死物質や線維素の析出のために白色や灰白色に見える。

舌癌の臨床所見は多彩である。発育様式は、外向性に発育するもの、内向性に発育するもの、表面を這うように浅く広く発育するものなどがある。視診所見は、白色、紅斑、赤白混合、結節、潰瘍などを示すが[1]、「外向型」「内向型」「表在型」に分類するのが一般的である[2]。癌の広がりは触診と画像検査所見 →NOTE 5 によって推定するが、深達度の判断が重要である。口腔癌のTNM分類も浸潤の深さを加味して評価するようになった →NOTE 6 。

舌癌が進展すると、口底や舌根部に広がり、癒着し舌運動障害を来す。原発腫瘍は、所属リンパ節 →NOTE 7 、遠隔 →NOTE 8 へと転移する。

舌癌の初期には「びらん」「小潰瘍」「小結節」「ざらざらした顆粒状」「白斑」「紅斑」などを呈す。そのため、白板症 →SECTION 5・20 、紅板症 →SECTION 4 、口腔扁平苔癬 →SECTION 21 との鑑別が重要である。

舌癌はどこに多い？：舌の中でも主に舌縁に発生します。舌背、舌尖は稀です。

舌癌は口腔内に発生する悪性腫瘍の中では60％ともっとも多い。好発年齢は50〜60歳台で、男性が女性の約2倍多い。

舌可動部は、舌背、舌縁、舌下面で構成されている →BASIC 2 。舌癌は、舌縁と舌下面に好発し、舌背や舌尖に発生することは少ない。

舌癌の治療：腫瘍の進行度に合わせて治療法を選択します。

手術（表1-1）と放射線療法が主体であり、これに抗癌剤による化学療法を組み合わせる →NOTE 9 。腫瘍径の小さいもので所属リンパ節転移のない場合は、放射線療法か外科療法のどちらかの単独療法を選択し、腫瘍が大きくなると外科療法が選択されることが多い。所属リンパ節転移がある場合は、頚部郭清術を行うとともに、原発巣も外科的切除を行うのが一般的である。

表1-1　舌癌の手術法

術式	方法
舌部分切除術	舌可動部の半側に満たない切除
舌可動部半側切除術	舌可動部のみの半側切除
舌可動部亜全摘出術	舌可動部の半側を越えた切除
舌可動部全摘出術	舌可動部の全部の切除
舌半側切除術	舌根部も含めた半側切除
舌亜全摘出術	舌根部も含め半側を越えた切除
舌全摘出術	舌根部も含めた全切除

Ⅰ. 治療を要するもの

1-1 すぐに専門的治療を開始する病変　①生命にかかわる

SECTION 2　口底癌・頬粘膜癌

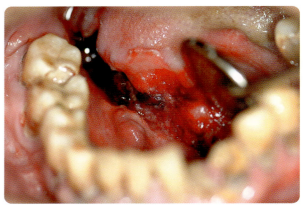

図2-1

口底癌

- 右側口底部の大きな潰瘍
- 潰瘍は出血しやすく後方部では凝血塊が存在する
- 潰瘍は舌縁にまで及び、舌の硬結を触知する
- 口底の歯肉側にも硬結を触知する

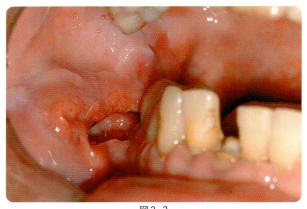

図2-2

頬粘膜癌

- 腫瘍の中心部に深い潰瘍があり、これは下顎右側歯肉から頬粘膜にかけて存在する
- 潰瘍の周囲の腫瘍は硬結を触知する

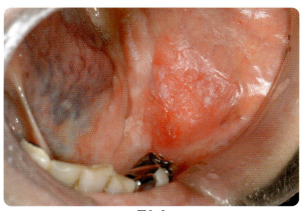

図2-3

頬粘膜癌

- 下顎左側大臼歯部歯肉から頬粘膜の表在型の癌
- 表面は粗造で赤みがある
- 境界やや不明瞭
- 早期癌 →NOTE 10

口底癌とは：口底部の上皮組織から発生した腫瘍で、舌や歯肉など周囲に進展しやすいです。

「口底癌」（carcinoma of floor of mouth）とは、口底部に生じた癌で、その発現頻度は我国では口腔癌の約7%であり、他の口腔癌より男女比が大きく、3.4：1といわれている。組織学的には扁平上皮癌が多いが、舌下腺から発生した唾液腺腫瘍もあり、口腔の他の部位よりも多様である。

口底癌の臨床所見：口底部に潰瘍と硬結をともなう腫瘤が生じます。

臨床所見は舌癌 →SECTION 1 で見られるものと同じである。口底部は、解剖学的に舌、歯肉、顎骨に近接するため、比較的早期にこれらの隣接組織に浸潤すること、口底を形成する舌骨上筋群に浸潤することが特徴である。

顎下腺導管や顎下腺開口部に腫瘍が浸潤した場合は、顎下腺の腫脹をともなうこともある。

舌癌と同様に、早期に頚部リンパ節に転移しやすく、転移部位は同側の顎下リンパ節、深頚リンパ節に多く、反対側にも見られる →NOTE 6・7 。

口底癌の治療法：外科的に切除されることが多いです。

早期癌 →NOTE 10 では放射線療法が適応されることもあるが、周囲組織に進展しやすいため、口底組織とともに舌、歯肉、下顎骨を合併切除する外科療法が行われることが多い。所属リンパ節に転移がある場合は、頚部郭清組織と原発巣は一塊として切除される。

切除後の欠損部は、皮弁、筋皮弁などの有茎移植や遊離皮膚移植などを用いて再建術が行われる。

頬粘膜癌とは：頬粘膜の上皮組織から発生した腫瘍で、頬筋や歯肉に進展しやすいです。

頬粘膜は上下顎の歯肉の歯肉頬移行部と口唇内面を含んでいるが、「頬粘膜癌」（carcinoma of buccal mucosa）は頬粘膜の後方に発生するものが多い。インドでは頬粘膜癌の発生頻度がきわめて高いというが、我国では比較的少ない。

頬粘膜は表面がイボのように見える疣贅性癌（ゆうぜい）の好発部位でもある。

頬粘膜癌の臨床所見：頬粘膜に潰瘍と硬結をともなう腫瘤が生じます。

臨床所見は舌癌で見られるものと同じである。頬粘膜は、解剖学的に歯肉に近接するため、顎骨に浸潤することと、頬筋に浸潤すること、頬部皮膚へ浸潤することなどが特徴である。

頬粘膜癌の治療法：外科療法と放射線療法の単独あるいは併用が行われています。

外科療法は、腫瘍が頬筋に浸潤していない場合は、筋肉を含めた部分切除を行い、腫瘍が皮下組織に浸潤している場合は、皮膚を含めて切除する。腫瘍が顎骨に浸潤している場合は顎骨切除術を併用する。

疣贅性癌は頬粘膜の部分切除が行われる。

Ⅰ. 治療を要するもの

1-1 すぐに専門的治療を開始する病変　①生命にかかわる

SECTION 3　歯肉癌

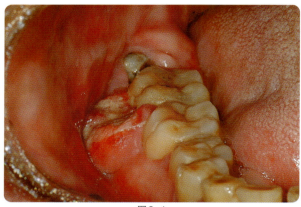

図3-1

下顎歯肉癌

- 下顎右側第一大臼歯から第二大臼歯にかけての腫瘤
- 腫瘤の上面は潰瘍状になって黄白色を呈している
- 腫瘤の表面の凹凸と潰瘍が癌を疑わせる

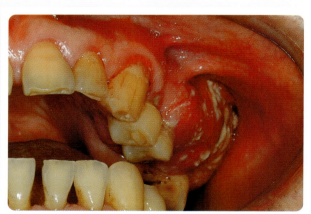

図3-2

上顎歯肉癌

- 頰側歯肉の腫瘍は上顎左側第一大臼歯部を中心として、上顎左側第一小臼歯から第二大臼歯の遠心まで存在する
- 腫瘍表面の黄白色は線維素の付着
- 犬歯部歯肉の発赤は歯肉炎

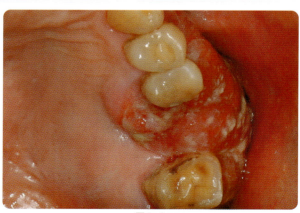

図3-3

図3-2と同症例の咬合面観

- 口蓋側は上顎左側第一小臼歯から第二大臼歯近心まで存在する
- 腫瘍の表面は粗造

歯肉癌とは：歯肉の上皮組織から発生した悪性腫瘍です。

「歯肉癌」（carcinoma of gingiva）は、口腔癌のうち舌癌 →SECTION 1 の次に多い。上顎より下顎が多く、上下顎とも臼歯部歯肉に好発する。

歯肉は薄い組織なので、癌は骨や骨膜に沿って浸潤しやすい。骨への浸潤様式、すなわち骨の吸収は、増殖が遅く浸潤性が弱い場合には「圧排型」（expansion type）、増殖が早く悪性度が高い場合は「浸潤型」（invasive type）を示す[3]。

上顎歯肉癌では、頬粘膜や口蓋など隣接組織に広がりやすく、上方に進展した場合は上顎骨を破壊し上顎洞に浸潤する。

所属リンパ節転移は下顎歯肉癌の方が起こしやすい。

歯肉癌の臨床所見：表面がざらざらとした感じの腫瘤です。

歯肉癌の特徴は、潰瘍をともなう肉芽腫様の腫瘤である。

早期には疼痛などの自覚症状に乏しく、歯肉の腫脹や潰瘍形成によって気づくことが多い。早期歯肉癌の腫脹や潰瘍は、歯周疾患と間違えやすい。歯肉炎や歯周炎といわれてスケーリング、軟膏療法、義歯調整などの歯科治療が漫然となされている場合も少なくない。進展し顎骨に浸潤した場合には、肉芽組織様の変化に加えて歯の動揺が見られることがあり、重度の歯周疾患に類似する臨床所見を示すこともある。このような症例では抜歯が行われ、その抜歯窩の正常な治癒が得られずようやく歯肉癌と気づくことになる。見逃さないようにしたい。

歯肉癌のエックス線写真：エックス線写真で歯肉癌の骨への浸潤を判断します。

エックス線写真は、骨や歯の観察に適した方法であるが、コンピュータートモグラフィー（CT）は、腫瘍などの軟組織の変化を観察するうえでも有用である。

歯肉癌の骨への浸潤は、下顎ではパノラマエックス線写真、口内法エックス線写真、CTなどを用いて、骨の吸収様式と吸収の範囲を観察する（表3-1）。

上顎ではウォーターズ法（Waters）で上顎洞を観察することも可能で、CTによって鼻腔、上顎洞やその他の副鼻腔への浸潤や、骨破壊の状態の観察を行う →NOTE 5 。

表3-1　エックス線写真による下顎歯肉癌の骨内浸潤様式

様式	状態
平滑型	圧迫性の骨吸収（皿状吸収）
虫喰い型	びまん性（境界がはっきりしない）の骨吸収像、虫食い像

歯肉癌の治療：歯肉癌は外科療法が選択されることが多いです（表3-2）。

歯肉癌に対して放射線療法が単独で行われることは少ない。特に下顎歯肉癌で顎骨への浸潤が明らかな場合は、放射線療法単独では制御が困難とされている。放射線療法と化学療法は、歯肉癌においては、補助療法として位置づけられる。

表3-2　下顎歯肉癌の手術法

術式	方法
下顎辺縁切除	下顎下縁を保存し、下顎骨体を離断しない部分切除術
下顎区域切除	下顎骨の一部を離断し節状に切除する連続離断術
下顎半側切除	一側の関節突起を含めた下顎骨の半側切除
下顎亜全摘出術	下顎骨の半側を越える切除

Ⅰ. 治療を要するもの

1-1 すぐに専門的治療を開始する病変　　①生命にかかわる

SECTION 4　紅板症(こうばんしょう)

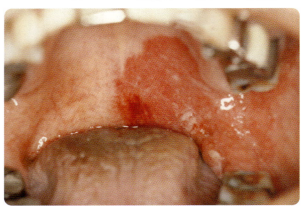

図4-1

紅板症

- 口蓋の紅板症
- 左側硬口蓋から軟口蓋の紅斑
- 紅斑は軽度に凹凸があり境界明瞭
- 病理組織学的には上皮内癌

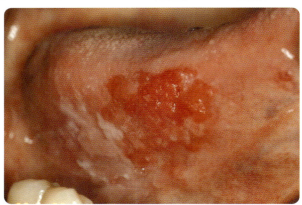

図4-2

紅板症

- 舌縁から舌下面の紅斑
- 表面は凹凸で粗造
- 境界は明瞭
- 病理組織学的には上皮内癌

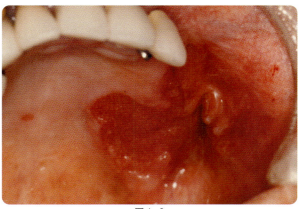

図4-3

上顎歯肉癌

- 紅板症から癌化したと推察される歯肉癌

紅板症とは：鮮紅色の斑状の病変です。

「紅板症」(erythroplakia) は、他の疾患としての特徴を示さない鮮紅色の斑状の病変に対して用いる臨床的な用語である。紅板症に白板症とともに「口腔潜在的悪性疾患」(oral potentially malignant disorders; OPMDs) に位置づけられている[1]。紅板症は白板症より稀な病変である。

紅板症の特徴：悪性化率が高いものです。

紅板症と臨床診断を下す際に、病理組織学的に上皮性異形成があるかどうかは問わないが、紅板症は上皮性異形成の高度なもの、あるいは上皮内癌（高度上皮性異形成と上皮内癌は同義語として扱われている →SECTION 5 ）を示すものが多く、癌化率が高い。紅板症の中には早期癌 →NOTE 10 を認めることもある。

紅板症の臨床所見：正常粘膜との境界は明瞭、表面は平滑あるいは顆粒状です。

紅板症は赤色の斑状病変で、正常粘膜との境界は明瞭、表面は平滑あるいは顆粒状を呈する。過角化を示さず、上皮層が薄いので、拡張した毛細血管が透けて見えるために、肉眼的に鮮紅色を呈する。

発現率に男女差はなく、60〜70歳台に多い。好発部位は舌縁、口底、軟口蓋などである。

口腔潜在的悪性疾患とは：癌になりやすい病変や状態です。

口腔癌の前駆病変は、前癌病変と前癌状態に区別して、別々に取り扱われてきた。前癌病変には白板症と紅板症があった。

近年、悪性化の危険性をもつこれらの前癌病変と前癌状態を統合して「口腔潜在的悪性疾患」(oral potentially malignant disorders; OPMDs) という用語が用いられるようになった[1]。OPMDsのうち、紅板症と紅斑白板症は癌化率が高いと認識されている（表4-1）。

表4-1　口腔潜在的悪性疾患

紅板症
紅斑白板症
白板症
口腔粘膜下線維症
先天性異角化症
噛みたばこなど喫煙しないタバコによる角化症
reverse smokingに関連する口蓋病変
慢性口腔カンジダ症
口腔扁平苔癬
円板状エリテマトーデス
梅毒性舌炎
光線口唇炎

I. 治療を要するもの

1-1 すぐに専門的治療を開始する病変　①生命にかかわる

SECTION 5　白板症（非均一型）

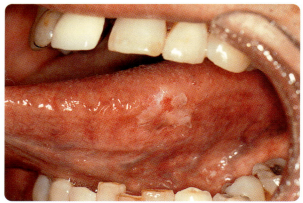

図5-1

白板症（非均一型）

- 左側舌縁の赤白混在病変
- 白色部の隆起は軽度であるが、色が均一ではなく赤色が混在している
- 白色の中の赤色は正常粘膜よりも赤い
- 色の不均一さは要注意
- 病理組織学的に上皮内癌

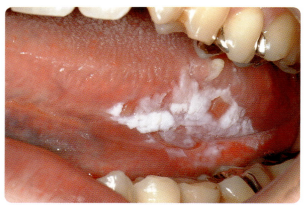

図5-2

白板症（非均一型）

- 左側舌縁〜舌下面〜口底部に白色病変があり、白色部は隆起した白板で、表面は凹凸
- 部位によって白色の強さが異なる
- 舌縁から舌下面は白板が厚く、口底部は薄い
- 白斑の中に上皮が薄く赤い部分がある
- 白色の上方に小結節がある
- 形と色の不均一さは要注意

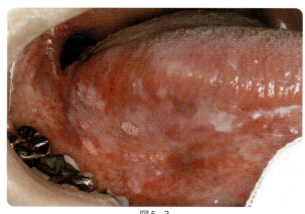

図5-3

白板症（非均一型）

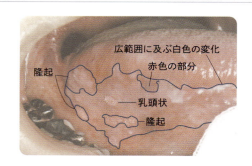

白板症とは：臨床診断名であり、組織学的にはさまざまな上皮の変化を含んでいます。

「白板症」(leukoplakia) とは、他のいかなる疾患としても特徴づけられない白色の口腔粘膜の病変に対して用いる臨床的な用語である[4]。病理組織学的には上皮性異形成の程度が問題となる。非均一型白板症は、上皮性異形成が高度なものが多いため、癌を念頭に置いて対処する必要がある。

非均一型白板症とは：白板症の中でも癌になりやすい状態です。

白板症は「均一型白板症」 →SECTION 20 と「非均一型白板症」に分けられるが、非均一型は悪性化しやすい。非均一型白板症は、平坦で均一な白色ではなく、色や形状が不均一なもので、赤白混在の斑紋型、疣贅型（いぼ状）、結節型がある。赤白混在型の斑紋型の白板症は紅斑白板症と呼ばれる[1]。すなわち →SECTION 4 表4-1 の紅斑白板症は非均一型白板症である。紅斑症や白板症は、生検を行い、癌化や上皮性異形成の程度を確認する必要がある。

上皮性異形成とは：病理組織学的な用語です。

「上皮性異形成」(epithelial dysplasia) や「上皮内癌」(carcinoma in situ) は病理組織学的な用語である。上皮性異形成は、「構造異型」(structural atypia) および「細胞異型」(cellular atypia)（正常な上皮の成熟と層状配列の消失）を特徴とする重層扁平上皮の変化である。

病理組織学的な上皮性異形成の診断基準として16項目があり、それらの項目数が多いほど異形成の程度は高度となる（表5-1）。

上皮性異形成をmild dysplasia、moderate dysplasia、severe dysplasiaの3段階に分けるシステムとlow-gradeとhigh-gradeの2つに分けるシステムがある。上皮性異形成をグレード分類し治療に役立てようという試みである。

上皮内癌は、上皮の全層にわたって著しい異形成があるが基底膜を破っていないものを指す用語であるが、上皮内癌と高度上皮性異形成 (severe dysplasia) は同義語として扱われている[1]。

表5-1　口腔上皮性異形成 (oral epithelial dysplasia) の診断基準（文献[1]から作成）

構造的変化	細胞学的変化
不規則な上皮の層構造	核の大小不同
基底細胞の極性の消失	核の多形性（形がさまざま）
滴状型の上皮突起	細胞の大小不同
核分裂像の増加	細胞の多形性（形がさまざま）
上皮浅層の異常な核分裂像	核・細胞質比の増大
個々の細胞の早期角化	異常核分裂像の出現
上皮突起内のケラチン真珠	核小体の増加と大型化
細胞間結合性の減退	核の過染性

CHECK 1　非均一型と不均一型の違い

白板症の臨床像は「均一型」(homogeneous type) と「非均一型」(non-homogeneous type) に分けられる[1,2]。non-homogeneousは均一ではないという意味なので、この「非均一型」という言い方は正しいと思い使用していた。ところが口腔病理学の教科書では「不均一型」と記載されている[5]。確かに形や色が不均一 (heterogeneous) なタイプである。また、「非均質型」という記載もある[5]。統一性がないためか、「ノン-ホモジーニアス-タイプ」と言っている先生が多い。

Ⅰ.治療を要するもの

1-1 すぐに専門的治療を開始する病変　①生命にかかわる

SECTION 6　血管性浮腫(けっかんせいふしゅ)

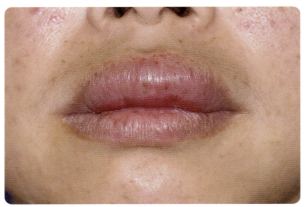

図6-1

血管性浮腫

- 上唇のびまん性で無痛性の腫脹
- 上唇が上下に厚くなっている
- 腫脹は数時間後に自然消退した

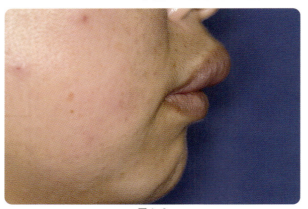

図6-2

図6-1と同症例の側貌

- 上唇が厚く前方へ突出するように腫脹している

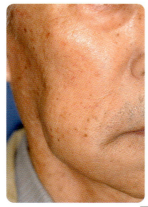

図6-3

血管性浮腫

- 右側頬部のびまん性の無痛性腫脹
- 腫脹は翌日には自然消退していた

血管性浮腫とは：まぶたや口唇などの顔面が突然腫れてくるもので、蕁麻疹のようなものです。

「血管性浮腫」（angioedema）は、「クインケ浮腫」（Quincke's edema）や「血管神経性浮腫」とも呼ばれており、突然、口唇やその周囲、目の周りなどに局所性浮腫が起こる突発性局所性浮腫である。

「浮腫」とは、主に血管の中の水分が血管外に移動した結果、間質部分に異常に水分が増加した状態をいう。浸透圧の低下、静脈圧の上昇、血管透過性亢進などが原因となる。血管性浮腫は血管透過性の亢進による浮腫である。

血管性浮腫は、遺伝性と後天性がある →NOTE 11 。

血管性浮腫の臨床所見：口唇や目の周囲の、突然の腫れが特徴的です。

腫脹はどの部位にでも生じる可能性がある。頬部、舌などの口腔や咽頭に出現する場合もある。

蕁麻疹は皮膚の浅い部分で生じているものであるが、血管性浮腫は皮膚よりも深い結合組織や皮下脂肪で生じている。このことから、腫脹が口唇全体やまぶた全体にびまん性に広がったようになる。この腫脹は、数時間、長くても数日で自然に消退する。

浮腫が舌や喉頭に起こった場合は、気道閉塞など重大な結果を引き起こす恐れもある。その場合は緊急処置が必要である。

血液検査はC1インヒビター定量と活性、C3、C4、C1q、CH50を行う。

血管性浮腫の自覚症状：呼吸困難があったら一刻も早く医療機関を受診することです。

浮腫が舌や喉頭に生じた場合は、呼吸困難を感じる。喉頭浮腫は時に致命的である。この疾患でもっとも注意しなければならないことは気道狭窄・閉塞である。呼吸困難、嗄声、構音障害などの初期症状に注意する。

血管性浮腫への対処：緊急処置が必要な場合もあります。

呼吸困難や気道閉塞の可能性がなければ、そのまま経過観察のみを行ってもよい病変である。

気道閉塞には緊急の対処が必要である。気道閉塞に対しては、気管切開、気管内挿管などの処置を行う。急性発作時の薬物療法は、C1インヒビター（C1インアクチベーター）製剤、トラネキサム酸、ステロイド性抗炎症薬、抗ヒスタミン薬などである。

遺伝性血管性浮腫患者 →NOTE 11 で頻繁に喉頭浮腫を生じる場合は、長期予防としてトラネキサム酸、ダナゾールを投与する方法がある[6]。また、遺伝性血管性浮腫患者の歯科治療時にはC1インヒビター製剤を準備することが推奨されている。発作時の自宅での治療薬として、自己注射の選択的ブラジキニン受容体拮抗薬が検討されている[7]。

アンジオテンシン変換酵素（ACE）阻害薬が原因の血管性浮腫 →NOTE 11 は、カルシウム拮抗薬など他の降圧薬に変更する。

Ⅰ. 治療を要するもの

1-1 すぐに専門的治療を開始する病変　　②症状が軽くてすむ

SECTION 7　帯状疱疹(たいじょうほうしん)

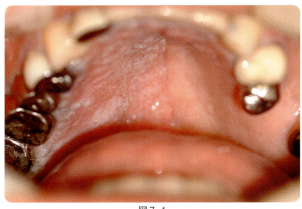

図7-1

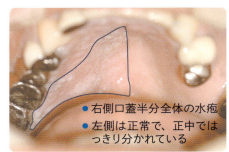

右側三叉神経第二枝帯状疱疹
- 右側口蓋半分全体の水疱
- 左側は正常で、正中ではっきり分かれている

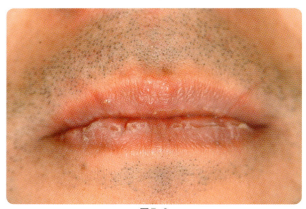

図7-2

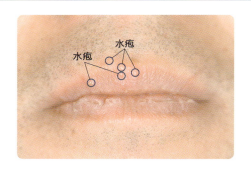

図7-1と同症例の口唇

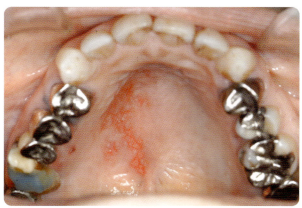

図7-3

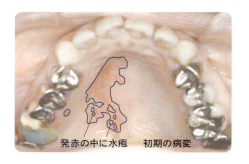

右側三叉神経第二枝帯状疱疹
発赤の中に水疱　　初期の病変

帯状疱疹とは：ウイルス感染症で、水疱形成が特徴的な疾患です。

「帯状疱疹」（herpes zoster）は、水痘・帯状疱疹ウイルス（varicella-zoster virus）によって起こり、以前かかった水痘がそもそもの原因である。水痘は1回かかると二度と発症しないが、そのときのウイルスが体の中の神経節（三叉神経節 →NOTE 12 →SECTION 10 や脊髄後根神経節）に潜伏する。栄養不良、過労、感冒、癌の治療時など、体に抵抗力がなくなると、体の中に潜んでおとなしくしていたウイルスが行動を開始し、帯状疱疹を発症させる。

水痘が初感染で帯状疱疹が回帰感染で、水痘と帯状疱疹の関係は、ちょうど疱疹性歯肉口内炎 →SECTION 9 と口唇ヘルペス →SECTION 10 の関係と同じである。ただし、口唇ヘルペスがしばしば再発するのに対して、帯状疱疹の再発は少ないとされている。

帯状疱疹の診断は、臨床所見から可能であるが、確定診断の方法として、病変からのウイルス分離、蛍光抗体法や酵素抗体法によって抗原を証明する方法がある。

帯状疱疹は伝染性がある。1度も水痘にかかってない人は、帯状疱疹の患者の皮膚から接触感染して、水痘になる危険がある。接触感染だけでなく、飛沫感染の可能性もある。

帯状疱疹の臨床所見：神経の分布に一致する粘膜や皮膚に小水疱が発現します。

帯状疱疹は、口腔領域では三叉神経の走行 →NOTE 12 に一致して出現する。小児が罹患することは稀で、50歳以上が多い。

口腔粘膜、頬部の皮膚などに丘疹が起こり、それが水疱になる。口腔内の小水疱は破れやすく、破れるとびらんや潰瘍を形成するので、アフタ性潰瘍 →SECTION 40 が集簇したような状態になることが多い。多くの場合、皮膚や粘膜病変出現の前駆症状として神経痛様疼痛やピリピリした痛みがある。

帯状疱疹は、通常は片側性に生じる。三叉神経の第二枝が侵されると硬軟口蓋、上顎歯槽部、上唇粘膜などに、第三枝が侵されると舌、頬粘膜、下唇粘膜、下顎歯槽部に病変が出現する。口腔粘膜のみに病変が限局されることは稀であり、顔面や頭部にも同時に病変が出現する。

帯状疱疹の対処法：症状を軽くすませるためには、抗ウイルス薬の使用が必要です。

皮膚・粘膜の小水疱は滲出性になり、破れてびらんとなり、7〜10日後には痂皮を形成して、1ヵ月後には治癒していく。

自然治癒は、水痘・帯状疱疹ウイルスに対する抗体ができるためである。しかしながらウイルスは、活性化して増殖し始めたときから神経を破壊しており、自然治癒を待っていては、神経痛や顔面神経麻痺 →SECTION 8 の後遺症が残る可能性が高くなる。また、治療開始が早いほど、皮膚・粘膜症状も軽くてすむ。したがって、できるだけ早く抗ウイルス薬による治療を開始する必要がある。

1）帯状疱疹に対して

抗ウイルス薬 →APPENDIX の投与、安静、栄養補給を行う。

2）神経痛に対して

神経痛の後遺症が残った場合は内服薬（カルバマゼピン）、神経ブロックなどにより治療を行う。

3）顔面神経麻痺に対して

顔面神経麻痺に対しては、ステロイド性抗炎症薬が適応である。

Ⅰ. 治療を要するもの

1-1 すぐに専門的治療を開始する病変　②症状が軽くてすむ

SECTION 8　ハント症候群(しょうこうぐん)

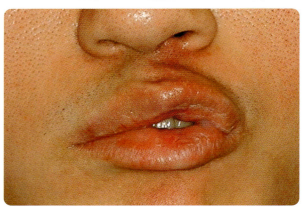

図8-1

顔面神経麻痺（ハント症候群）

- 左右の表情筋の動きが異なる
- 口唇の左側は口笛を吹く形ができる
- 右側は顔面神経麻痺のため口輪筋が動いていない

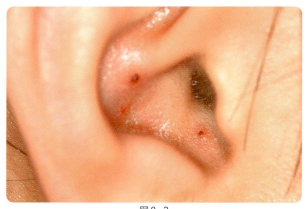

図8-2

図8-1と同症例の耳の所見

- 耳介の疱疹
- 水疱性病変が進行して痂皮になっている

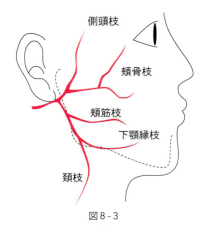

図8-3

顔面神経の走行

- 顔面神経は味覚や唾液分泌にもかかわっている
- 側頭骨を出た後は運動神経のみで、5本の枝に分かれ顔面の筋肉に分布して表情を作る

帯状疱疹の経過：水疱性病変が治癒した後、神経症状が残存することがあります。

　三叉神経が侵された場合は三叉神経の疼痛が出るが、顔面神経が侵されることもあり、この帯状疱疹 →SECTION 7 によって起こる顔面神経麻痺を、「ハント

症候群」(Hunt syndrome)や「ラムゼイ・ハント症候群」(Ramsay Hunt syndrome)と呼んでいる →NOTE 13・14 。

ハント症候群とは：水痘・帯状疱疹ウイルスが原因で、顔面神経麻痺が生じた状態をいいます。

　水痘・疱疹ウイルスは神経に好んで住み着く性質がある。特定の神経の支配領域に一致して水疱形成するものが帯状疱疹であり、口腔領域では三叉神経（第5脳神経）に出現することが多い。
　ハント症候群は、顔面神経の膝神経節 →NOTE 13 に

潜伏感染した水痘・疱疹ウイルスの再活性化により、顔面神経（第7脳神経）の運動神経線維に炎症が波及したものである。これによって、顔面神経麻痺が現れる。また、交通枝を通って内耳神経（第8脳神経）がウイルスに障害されると難聴やめまいが生じる。

ハント症候群の臨床所見：顔面神経麻痺、外耳道の疱疹、第8脳神経障害が見られます。

　ハント症候群の症状と徴候は、「末梢性顔面神経麻痺」「耳鳴り」（アブミ骨筋神経）、「外耳道・耳介周辺部の疱疹」「耳部の神経痛様疼痛」（後耳介神経）、「難聴」「めまい」（内耳神経）である →NOTE 13・14 。障害される神経

が、内耳神経の蝸牛神経なら難聴、前庭神経ならめまいを生じる。
　顔面神経は損傷部位によって耳鳴りが加わるなど出現する症状・徴候が異なる →NOTE 13・14 。

顔面神経麻痺の臨床所見：顔面表情筋の運動を見て、左右の動きが違うかどうかで麻痺を判断します。

　顔面表情筋の運動は以下のような運動で調べる。
1) 両目を閉じる
2) 口笛を吹く
3) 頬部を膨らませる

4) イーという発音をする
　所見として前額部のシワ形成不全、麻痺性兎眼、ベル現象（閉眼したとき眼球が上転）、鼻唇溝消失、口笛不能が見られる。

顔面神経麻痺の対処法：ステロイド性抗炎症薬の点滴や内服を行います。

　顔面神経がウイルスによって直接障害されることに加えて、神経が、炎症によって骨内で圧迫されていることが、麻痺の原因となっている。したがって炎症を除去するために、強力な抗炎症作用をもつステロイド性抗炎症薬が有用である。本来、ウイルス感染にステロイド性抗炎症薬は用いないが（禁忌）、ハント症候群の症状を軽

くすませる目的で、抗ウイルス薬を投与しながらステロイド性抗炎症薬を併用することがある →APPENDIX 。
　この他に星状神経節ブロックを行うことがある。これは、顔面神経への血管を拡張させる作用で、麻痺の回復を期待するものである。

Ⅰ.治療を要するもの

1-1 すぐに専門的治療を開始する病変 ②症状が軽くてすむ

SECTION 9 疱疹性歯肉口内炎

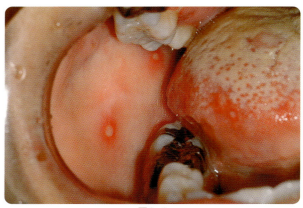

図9-1

疱疹性歯肉口内炎

- 右側頬粘膜にアフタ様の病変を認める。これは水疱が破れてびらんになったもの。
- 舌背と舌縁にも同様の病変を認める
- 食事が摂りにくいので舌苔の付着が多くなっている

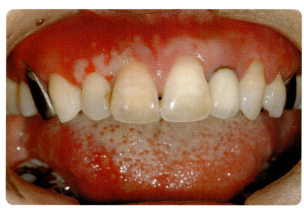

図9-2

図9-1と同症例の前歯部歯肉の所見

- 上顎右側中切歯から側切歯の辺縁歯肉に潰瘍を認める。その上方に3個の小潰瘍がある
- 前歯部の潰瘍は小水疱が破れてお互いに癒合した状態
- 舌の右側にもアフタ様の病変を2個認める

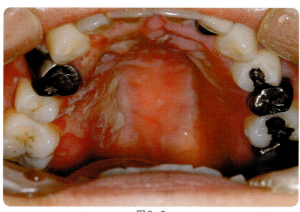

図9-3

図9-1と同症例の口蓋の所見

- 右側口蓋の表面に線維素が析出した潰瘍を認める
- 広い潰瘍は小水疱が破れてお互いに癒合した状態

疱疹性歯肉口内炎とは：ウイルスによって起こる感染症です。

「疱疹性歯肉口内炎」（herpetic gingivostomatitis、単純疱疹性歯肉口内炎やヘルペス性口内炎とも呼ばれる）は、「単純疱疹ウイルス」（単純ヘルペスウイルス、herpes simplex virus）によって起こり、乳幼児に多く見られ、飛沫または接触感染する。感染しても症状の出ない不顕性感染が多いとされているが（90％以上）、発症すると歯肉・口内炎として強い症状が出る。

疱疹性歯肉口内炎の臨床所見：水疱を形成する病変ですが、水疱が破れて、びらんや潰瘍を形成します。

自覚症状の特徴は、発熱と口の痛みである。発熱は比較的高い。口腔内の疼痛のため、摂食困難になることもある。水疱が破れてびらんになったものは、アフタ性口内炎 → SECTION 40 の所見を呈する。これが一般的に見られる疱疹性歯肉口内炎の口腔所見である。

疱疹性歯肉口内炎の検査と診断：検査にはウイルス検査と血液検査があります。

診断は臨床所見によってなされることが多い。検査にはいくつかの方法があるが、ウイルス検査は、患部を綿棒で擦過し、これを組織培養などで増殖してウイルスを固定するか、DNAを増幅させて同定する。

擦過物の塗抹標本を光学顕微鏡で観察して、ウイルスに特有な巨細胞の存在や特異抗体を用いた染色によって判断する方法もある。

血液検査は、血清を用い単純疱疹ウイルスに対する抗体の抗体価を測定する。抗体価は、感染初期には上がっていないが次第に上昇してくる。そこで、検査は初診時（初期）と数週間後（回復期）の2回行い、回復期における抗体価の4倍以上の上昇を確認する必要がある。2回の検体を「ペア血清」という。

血液学的検査は、細菌感染では白血球数の増加、特に好中球の増加が見られるのに対し、ウイルス感染では白血球は増加しないことが多い。血液像では好中球数の上昇がなく、リンパ球が増加する。

疱疹性歯肉口内炎の対処法：対症療法が主体ですが、ウイルスの活動を抑える薬があり効果が期待できます。

早期の投薬によって症状が軽くてすむため、専門施設での対処を受けた方がよいとも考えられる疾患である。また、症状がひどいときは、全身状態改善のために入院が必要な場合もある。

1）自分で行う対処

痛みが強く摂食が困難になるため、水分や栄養補給が大切である。特に乳児では、無理に哺乳や離乳食を与えると、痛みのため口を開けなくなってしまい脱水を来すこともある。味の強いものはしみるが、冷たいものは痛みを和らげる効果がある。

2）専門施設での対処

小児に対しては水分摂取と栄養補給を行う。

成人に対しては抗ウイルス薬 → APPENDIX の投与、安静、輸液、栄養補給を行う。抗ヘルペスウイルス薬は、DNAポリメラーゼ阻害作用などによりウイルスDNAの合成を阻害する。すなわち、ウイルスを殺すのではなく、ウイルスの増殖を抑制し、臨床症状の持続期間を短縮させる。したがって、臨床所見から的確に診断して早期に使用を開始することが重要である。軟膏、内服薬、点滴静注用薬があり臨床症状に応じて使い分ける。

Ⅰ. 治療を要するもの

1-1 すぐに専門的治療を開始する病変　　②症状が軽くてすむ

SECTION 10　口唇ヘルペス

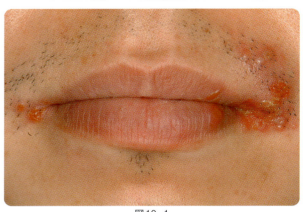

図10-1

口唇ヘルペス

- 左側口角の少し上方の病変は水疱
- 左右口角部は水疱が破れ、びらんを形成し滲出液が固まり、痂皮を作り始めている状態

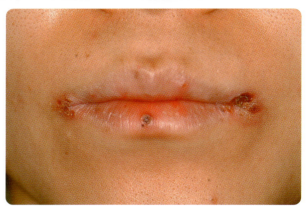

図10-2

痂皮の状態

- 口唇と左右口角部は、水疱が破れ、びらんを形成し、その後、痂皮を形成した状態

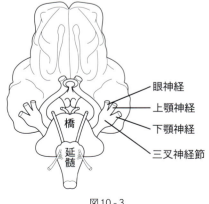

図10-3

単純疱疹ウイルスの潜伏

脊髄神経は脊髄の両側から神経束が起こり、左右それぞれ前根と後根という神経束がある。知覚神経の細胞体は脊髄後根神経節にあり、この神経節は、脳神経の三叉神経では三叉神経節に相当する。ヘルペスウイルスは三叉神経節(type1)や腰仙骨神経節(type2)に潜伏する。

口唇ヘルペスとは：疱疹性歯肉口内炎と同じウイルスで起きる病変です。

「口唇ヘルペス」（herpes simplex labialis）は「口唇疱疹」とも呼ばれる。疱疹性歯肉口内炎 →SECTION 9 と同じく、単純疱疹ウイルス（単純ヘルペスウイルス、herpes simplex virus）によって起こる。自然に治癒する病変だが、ウイルスは体の中に潜んでいるため、何度も再発する可能性がある。血清中のヘルペスウイルスに対する抗体価が上がっているからといって、これによって再発を予防できるわけではない。

単純疱疹ウイルスの初感染のほとんどが不顕性である

が、発症した場合には疱疹性歯肉口内炎を引き起こす。顕性感染であろうと不顕性感染であろうと、ウイルスは、通常、三叉神経節（知覚神経の神経節）に潜伏する。この三叉神経節のウイルスが、何かの原因で活性化され、回帰感染が生じる。口唇ヘルペスの活性化には、疲労、感冒、太陽光線刺激などが誘因になることが多い。この回帰感染の症状が口唇ヘルペスである。口唇ヘルペスと同時に、粘膜ヘルペスが現れることもあるが、その症状の程度は疱疹性歯肉口内炎より軽度である。

口唇ヘルペスの臨床所見：口唇皮膚やその周辺に小水疱の集まりを作ります。

はじめに赤唇部皮膚の境界付近に、掻痒感や灼熱感を自覚し、その後、小水疱の集簇が出現する。水疱は破れ

やすく、滲出性であり、びらんを形成したのち痂皮を作る。痂皮は、その後、脱落して数週間で完全に治癒する。

口唇ヘルペスと帯状疱疹の鑑別診断：初発症状が似ている場合もあります。

口唇ヘルペスは臨床所見が特徴的なため、通常は鑑別診断はあまり問題にはならない。ところが皮膚の掻痒感や灼熱感ならびに口唇皮膚付近の小水疱は、帯状疱疹 →SECTION 7 の初発症状として現れる可能性があり、口唇ヘルペスだと思っていたら帯状疱疹だったということもある。

帯状疱疹は重篤化したり、後遺症が残ることがあり、その治療に際しては、抗ウイルス薬の早期の服薬開始が必要である。服薬開始が早いほど症状が軽くてすむ。口唇ヘルペスが確定的ではない場合は、帯状疱疹も念頭において対処すべきと考える。

口唇ヘルペスの感染性：直接的・間接的接触は避けた方がよいです。

水疱の状態や破れてびらんとなって滲出液が出ている状態においては、ウイルスが病巣に残っている可能性がある。したがって、直接的・間接的接触は避けた方がよい。

単純疱疹ウイルスは、口型の「type1」と陰部型の「type2」があるが、どちらも接触感染し、出現する症状は同じである。口唇ヘルペスから人の性器へ感染することがあり、性感染症の概念も必要である。

口唇ヘルペスの対処法：そのまま経過を見ても自然治癒するものですが、ウイルスに対して効果がある薬剤があります。

口唇ヘルペスに対しては、抗ウイルス薬のアシクロビル（ゾビラックス®軟膏）やビダラビン（アラセナ-A軟膏）の軟膏、必要に応じて内服の抗ウイルス薬 →APPENDIX を用いる。抗ウイルス薬はウイルスDNAポリメラーゼやヘリカーゼ・プライマーゼの阻害作用で、ウ

イルスDNAの合成を阻害する。すなわち、ウイルス自体を殺すのではなく、ウイルスの増殖を抑制し、臨床症状の持続期間を短縮させる。したがって、自覚症状から的確に判断して早期に使用開始することが重要である。

Ⅰ. 治療を要するもの

1-1 すぐに専門的治療を開始する病変 　②症状が軽くてすむ

SECTION 11　偽膜性カンジダ症

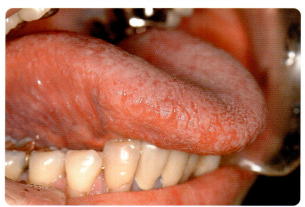

図11-1

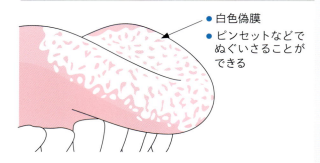

偽膜性カンジダ症

- 白色偽膜
- ピンセットなどでぬぐいさることができる

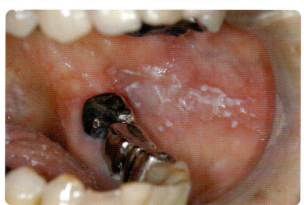

図11-2

偽膜性カンジダ症

- 左側頬粘膜の白色偽膜
- 偽膜はピンセットなどでぬぐいさることができる
- 偽膜の下は粘膜の発赤が認められる

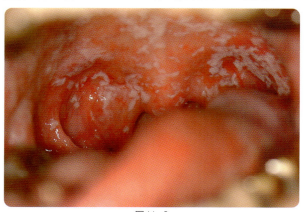

図11-3

偽膜性カンジダ症

- 硬口蓋から軟口蓋全体に偽膜を認める
- 偽膜が取れた後には紅斑が現れている

口腔カンジダ症とは：カンジダによって引き起こされる真菌症です。

「口腔カンジダ症」（candidiasis）は*Candida albicans*を主な病原体とする日和見感染症で、高齢者と乳幼児に多い。発症部位は、口腔の頬粘膜、舌、口蓋、口唇、咽頭など、どの部位にも生じる可能性がある。カンジダ

（*Candida*）は、口腔常在菌であり、40～60％にはカンジダが検出される。宿主因子によって口腔カンジダ症が発症する →SECTION 13 。

口腔カンジダ症の臨床所見：臨床症状はさまざまですが、多くは白い病変か、赤い病変です。

表11-1　口腔カンジダ症の分類

急性型	偽膜性カンジダ症
	紅斑性カンジダ症
慢性型	肥厚性カンジダ症
	紅斑性カンジダ症
	偽膜性カンジダ症

表11-2　カンジダ関連病変

口角炎	SECTION 14
義歯性口内炎	SECTION 15
正中菱形舌炎	SECTION 47

表11-3　口腔粘膜病変へのカンジダ感染

白板症へのカンジダ感染	
口腔扁平苔癬へのカンジダ感染	SECTION 16
エリテマトーデスへのカンジダ感染	

偽膜性カンジダ症とは：粘膜表面に白い斑点状の苔が付着したような感じに見えるカンジダ症です。

「偽膜性カンジダ症」（pseudomembranous candidiasis）の表面の乳白色の被苔は、ガーゼやピンセットの先でぬぐい取ることができる。剥がれた後には、正常色または

赤色の粘膜面が見られる。

このタイプのカンジダ症は、自覚症状が軽い。疼痛よりは、ざらざら感など、口腔の違和感程度のものが多い[8]。

口腔カンジダ症の治療：口腔カンジダ症は抗真菌薬で治療します。

抗真菌薬 →APPENDIX が効果的であり、つらい痛みに悩まされなくてすむため、早めに専門の病院を受診した方がよい。

抗真菌薬には、ミコナゾールのゲル剤（フロリードゲル経口用）やアムホテリシンB（ファンギゾン®シロップ）が一般的である。これらの薬剤は内服薬であるが血中への移行は少ない。したがって、偽膜性や紅斑性 →SECTION 12 などの表在性カンジダ症に対して有効な薬剤である。

一方、肥厚性カンジダ症 →SECTION 13 は、菌糸が基底層を超えて粘膜上皮下に進展する深部粘膜真菌症であ

り、口腔粘膜から組織の深部に薬剤が到達する必要がある。肥厚性カンジダ症でフロリードゲル経口用やファンギゾン®シロップで効果がない場合は、消化管からの吸収がよく血行性に薬剤が局所に到達するイトラコナゾール（イトリゾール®内用液）が適応になる。

抗真菌薬の静脈内投与は、口腔領域では、大きな手術の術後を除いて、行うことはほとんどない。

口腔カンジダ症の治療で注意すべき点は、ステロイド性抗炎症薬含有軟膏の使用である。ステロイド性抗炎症薬は、ウイルス、真菌、細菌などの感染症には禁忌である。

Ⅰ. 治療を要するもの

1-1 すぐに専門的治療を開始する病変　　②症状が軽くてすむ

SECTION 12　紅斑性カンジダ症

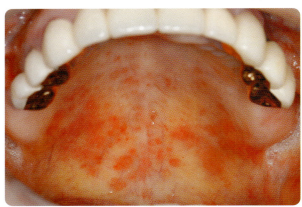

図12-1

紅斑性カンジダ症

- 硬口蓋から軟口蓋の発赤
- 正中部と前方は点状の紅斑
- 両側臼歯部はやや広めの紅斑
- 紅斑性カンジダ症では口蓋の発赤と舌乳頭萎縮が併存するケースが多い

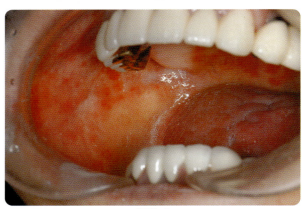

図12-2

図12-1と同症例の頬粘膜

- 右側頬粘膜の点状の発赤
- 口蓋にも発赤が認められる

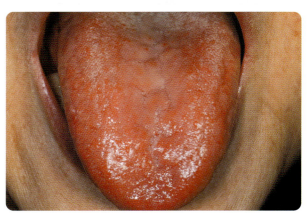

図12-3

図12-1と同症例の舌

- 舌背全体の発赤
- 正中部は舌乳頭萎縮
- 舌乳頭萎縮は紅斑性カンジダ症の特徴的所見

紅斑性カンジダ症とは：発赤に痛みをともなうのが特徴です。

「紅斑性カンジダ症」（erythematous candidiasis）は、「萎縮性カンジダ症」とも呼ばれる。紅斑性カンジダ症は、粘膜の萎縮によって、粘膜下の血管が透けて粘膜の紅斑として見える。しかしながら、たとえば頬粘膜や口蓋のびまん性の発赤は、粘膜が萎縮して赤く見えるのか、それとも血管の拡張のために赤く見えるのか、臨床的にははっきりしない。一方、舌背に見られる舌乳頭萎縮は、きわめて特徴的であり萎縮がはっきりしている。

このようなことから、頬粘膜、口唇、口蓋、咽頭に発生する発赤性のカンジダ症が紅斑性カンジダ症と呼ばれ、舌の発赤性のカンジダ症を萎縮性カンジダ症と呼ぶ傾向がある。

紅斑性カンジダ症の多くは自覚症状があり、自発的な灼熱感とともに接触痛や刺激痛が見られる。紅斑性カンジダ症では痛みの自覚症状が強く、偽膜性カンジダ症においてざらざらした違和感を訴える程度であるのと対照的である[8]。

義歯に一致して生じる義歯性口内炎の原因がカンジダのことがあり、これを「カンジダ性義歯性口内炎」と呼んでいる →SECTION 15。

紅斑性カンジダ症では舌乳頭萎縮が特徴的な所見であるが、舌乳頭萎縮はプラマービンソン症候群やハンター舌炎 →SECTION 36 でも見られる。

紅斑性カンジダ症では、舌乳頭萎縮と口蓋の発赤が同時に見られることが多いので、この所見は鑑別の役に立つ[9]。

口腔カンジダ症と口腔扁平苔癬の鑑別：紅斑性カンジダ症と扁平苔癬が併存していることがあります。

赤みの強い「扁平苔癬」 →SECTION 21 は、紅斑性カンジダ症と見分けがつきにくいこともある。特に、口唇や頬粘膜の口腔扁平苔癬は、紅斑性カンジダ症との鑑別がしばしば問題になる。口腔扁平苔癬の治療法は、ステロイド性抗炎症薬の軟膏であるのに対して、カンジダ症には、ステロイド性抗炎症薬は禁忌であるから、治療の面からすると、両者の鑑別は重要である。抗真菌薬による治療の効果を見ながら診断を進めていくのも、1つの方法である。

潰瘍がメインの口腔扁平苔癬は、天疱瘡 →SECTION 33 との鑑別が難しい。しかしながら、この場合は両者ともステロイド性抗炎症薬が治療の適応なので、治療の面から見ると、それほど厳密に診断する必要はないといえなくもない。

一方、口腔扁平苔癬にカンジダが感染していることがある →SECTION 11 表11-3 →SECTION 16。

カンジダの関与を明らかにするためには真菌検査が重要である →SECTION 16。

口腔乾燥に関連するカンジダ症：口腔乾燥では紅斑性カンジダ症が多いです。

唾液分泌量低下に関連して、カンジダの検出頻度と菌数が有意に上がる。特に安静時唾液量（無刺激唾液）の低下がカンジダの検出率・菌数ともに上昇させる。さらに、同じ唾液分泌低下患者のうちでも、シェーグレン症候群 →SECTION 34 ではカンジダ検出率・菌数ともに著明に高値を示し、シェーグレン症候群では口腔カンジダ症発症のリスクが高いことが示唆されている。口腔カンジダ症の発症要因は、唾液分泌量低下以外に唾液の質的変化による防御能の低下や粘膜の抵抗性の減弱がかかわっているものと推察される[10]。口腔乾燥における口腔カンジダ症はほとんどが紅斑性（萎縮性）カンジダ症である。

Ⅰ. 治療を要するもの

1-1 すぐに専門的治療を開始する病変　②症状が軽くてすむ

SECTION 13　肥厚性カンジダ症

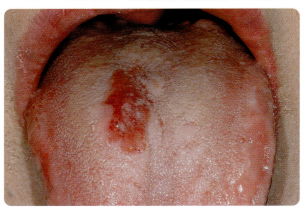

図13-1

肥厚性カンジダ症

- 右側舌背の肉芽腫様の隆起
- 隆起は赤く、その中に白色の部分がある
- 赤色の周囲には白く肥厚した部分がある

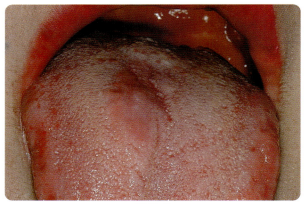

図13-2

図13-1と同症例

- 抗真菌薬を使用して1ヵ月経過
- 赤色部分は正常粘膜色に近くなり、舌全体の白色の肥厚が減少した

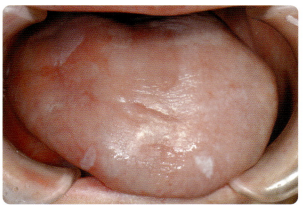

図13-3

肥厚性カンジダ症

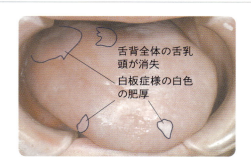

舌背全体の舌乳頭が消失
白板症様の白色の肥厚

肥厚性カンジダ症とは：カンジダ症が慢性に経過して、粘膜が肥厚することがあります。

「肥厚性カンジダ症」(hyperplastic candidiasis) は、肉芽腫のように見える場合 (図13-1) と白板症のように見える場合 (図13-3) がある。前者のものを、「肉芽腫性カンジダ症」(granulomatous candidiasis) と呼ぶこともある。舌背の肥厚性カンジダ症は、正中菱形舌炎 →SECTION 47 との関連が推察されているものの、いまだに不明な点が多い。

白板症型のカンジダ症は、炎症が長期に及んだため上皮の角化が進んだ状態であり、そのため肉眼的には白く見える。慢性の口腔カンジダ症は口腔潜在的悪性疾患 →SECTION 4 の1つで特に白板症型の肥原性カンジダ症は経過観察が重要である。あまり一般的に見られるものではないが、注意を要する病型である。肥厚性カンジダ症は治りにくく、痛みが持続することもある。

肥厚性カンジダ症の治療：吸収のよい内服薬が必要なことがあります。

偽膜性カンジダ症や紅斑性カンジダ症に対して行うのと同様に、抗真菌薬のミコナゾールのゲル剤 (フロリードゲル経口用) やアムホテリシンB (ファンギゾン®シロ

ップ) で対処する。しかしながら、難治性のことも多く、その場合はイトラコナゾール (イトリゾール®内用液) が有用である →APPENDIX 。

口腔カンジダ症の成立：カンジダが上皮の中に入ったときに発症します。

カンジダ症は、日和見感染 (opportunistic infection) である。カンジダは、口腔の常在菌であり、口腔粘膜の表面に存在しているだけでは発症しない。健康な粘膜では、カンジダを組織中に入り込ませないような上皮の抵抗性があるからである。

口腔カンジダは発症するためにはいくつかの要因が必要である。第一に、カンジダの菌数の増加である。たとえば、唾液分泌低下によって自浄作用が低下するとカンジダの菌数は増加する。また、長期にわたる抗菌剤の使用によって起こった菌交代現象 (microbial substitution) も、カンジダの菌数増加の大きな要因である。

第二の要因は、口腔粘膜上皮の抵抗性の減少である。

唾液分泌低下で口腔が乾燥した状態や、義歯で粘膜が傷ついたような状態では、粘膜上皮の抵抗力が減少しており、カンジダが上皮内に進入しやすくなる[10]。上皮内にカンジダが進入し、組織内で炎症を起こした状態がカンジダ症である。その他の口腔粘膜の抵抗性の減弱の要因として、加齢による衰弱や栄養不良、HIV感染症、若年者での免疫系統の未成熟が考えられている。

*Candida albicans*は、菌糸形で病原性を発揮する →SECTION 16 。菌糸形は上皮の有棘層に進入するが、基底層を犯すことは少ない。基底膜を越えたものは深部粘膜真菌症の範疇になる。

表13-1　口腔カンジダ症の素因

全身的要因	局所的要因
HIV感染（免疫不全）	口腔乾燥
要介護状態	義歯装着
経口摂取不能	吸入ステロイド薬
広域スペクトラムの抗菌薬	がん化学療法や放射線療法による口腔粘膜炎

I. 治療を要するもの

1-1 すぐに専門的治療を開始する病変　②症状が軽くてすむ

SECTION 14　カンジダ性口角炎・口唇炎

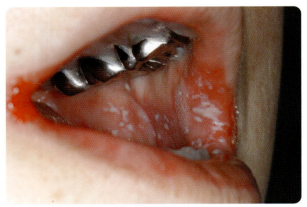

図14-1

偽膜性カンジダ性に発症した口角炎

- 両側の口角にびらんを認める
- 偽膜性カンジダ症が口角に及んだもの
- 偽膜が剥がれた部分に発赤が認められる
- ツグミの胸の斑点に似ているので急性偽膜性カンジダ症を鵞口瘡という

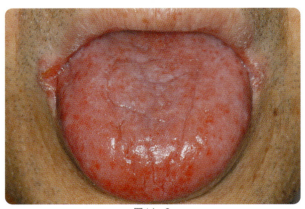

図14-2

紅斑性カンジダ性に発症した口角炎

- 両側の口角にびらんを認める
- 紅斑性カンジダ症が口角に及んだもの
- 舌乳頭がほとんど消失して平滑舌の状態
- 全体に赤く、中に点状の強い紅斑を認める
- 中央の薄い白色は軽度の肥厚

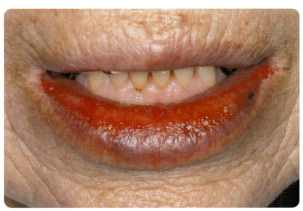

図14-3

カンジダ性口唇炎

- 下唇全体に発赤を認める
- 下唇が腫脹した例
- 紅斑性カンジダ症が口唇に及んだ

カンジダ性口角炎とは：カンジダが原因で口角びらんが生じるものです。

「口角炎」「口角びらん」（angular cheilitis）はカンジダ関連病変 →SECTION 11 表11-2 という扱いである。カンジダ関連病変は、細菌や物理的刺激などカンジダ以外の因子も病変の形成に関与している可能性があるということで、このような言い方がされる。両側に口角びらんを認めた場合はほとんどがカンジダによるものである。カンジダが原因の場合、「カンジダ性口角炎」（candidal angular cheilitis）と呼ばれる。カンジダ性口角炎は、偽膜性カンジダ症にも紅斑性カンジダ症にも併発することがある。

口唇は唾液腺も皮脂腺も存在しないため、口唇が潤う

ためには唾液が必要である。そのため、口腔細菌叢の変化は口唇にも反映される。このようなことから、口腔内のカンジダの増加は口唇炎、特に口角炎として現れる。その反対に、口角炎が見られたときには、口腔内のカンジダ症の存在を疑うことができる。

口角びらんは、肉眼的な診察が可能な部位であり、注目すべき所見である。口腔カンジダ症はAIDS患者に発生しやすいことはよく知られている。欧米では、若年者に口角びらんが見られたらAIDSを疑え、といわれているらしい。

カンジダ性口唇炎とは：カンジダが原因で口唇全体に炎症が生じるものです。

カンジダ関連病変は口角に生じるカンジダ性口角炎が一般的で、口角以外の口唇に「カンジダ性口唇炎」（candidal cheilitis）が生じるという認識は低かったが、口角炎をともなわないカンジダ性の口唇炎（cheilitis）の

存在も次第に明らかになってきている。

他覚所見として、発赤、萎縮、びらん、剥離などを認めるのが一般的だが、中には腫脹を来すこともある。

口唇が腫脹する病変：肉芽腫性口唇炎、腺性口唇炎などがあります。

口唇炎は、紫外線による光線口唇炎、小唾液腺の炎症性障害である腺性口唇炎、原因不明の剥離性口唇炎、アレルギー反応性の接触性口唇炎とアトピー性口唇炎、肉芽腫性口唇炎、カンジダ性口唇炎がある。

口唇が腫脹する病変には、血管性浮腫 →SECTION 6 、

腺性口唇炎、肉芽腫性口唇炎がある。カンジダ性口唇炎は腫脹をともなわないことが多いが、中にはカンジダが原因で腫脹するものがある（図14-3）。診断には口腔粘膜の観察と真菌検査 →SECTION 16 が重要である。

カンジダ性口角炎・口唇炎の治療：口腔内のカンジダ症と同じ治療法を行います。

治療には、偽膜性カンジダ症や紅斑性カンジダ症に対して行うのと同様に、ミコナゾールのゲル剤（フロリードゲル経口用）やアムホテリシンB（ファンギゾン®シロップ）などの抗真菌薬で対処する →APPENDIX 。口角炎なので軟膏を口角に塗るという発想で、ミコナゾールのゲル剤を塗布する場合もあるが、口腔のカンジダが減らないと口角炎も改善されないことから、ミコナゾールの

ゲル剤やアムホテリシンBを口腔にしっかり適用させる方法での対処が望ましい。

口角炎は、カンジダ以外には、細菌感染やビタミンB_2、B_6欠乏、鉄欠乏性貧血などが原因となることがある。ビタミン欠乏には、ビタミン製剤投与、鉄欠乏性貧血には鉄剤投与が行われる →SECTION 36 。

SECTION 14　47

I. 治療を要するもの

1-1 すぐに専門的治療を開始する病変　②症状が軽くてすむ

SECTION 15　カンジダ性義歯性口内炎

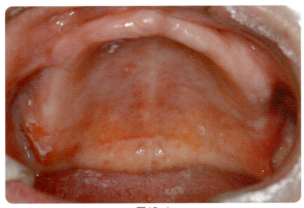

図15-1

カンジダ性義歯性口内炎

- 上顎全部床義歯に一致した口蓋の発赤
- 一部に白色の偽膜を認める
- 右側臼歯部歯槽頂にびらんを認める

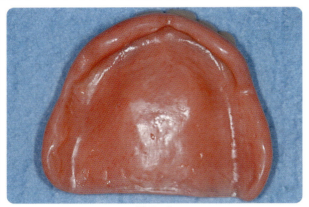

図15-2

図15-1と同症例の義歯

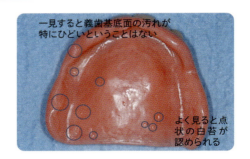

一見すると義歯基底面の汚れが特にひどいということはない

よく見ると点状の白苔が認められる

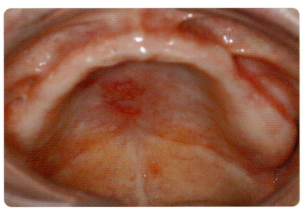

図15-3

カンジダ性義歯性口内炎

- 上顎全部床義歯に一致した口蓋の発赤
- 口蓋中央部に発赤が強い部分
- 赤い部分にびらんと潰瘍を認める

カンジダ性義歯性口内炎とは：義歯性口内炎のうちカンジダが原因になっているものです。

「義歯性口内炎」（denture stomatitis）は、義歯に接触する粘膜部分に生じる口内炎で、カンジダ以外の要因もかかわるので、カンジダ関連病変 →SECTION 11 表11-2 という位置づけである。義歯性口内炎の原因が明らかにカンジダだという場合は「カンジダ性義歯性口内炎」（candida denture stomatitis）やcandida-related denture stomatitisといわれる。

義歯装着者で、義歯に接触する部分以外の粘膜に病変を生じている場合は、義歯性口内炎とは呼ばず、口腔カンジダ症と呼ばれる。病型によって、偽膜性カンジダ症 →SECTION 11 、紅斑性カンジダ症 →SECTION 12 に区別して呼ばれる。

カンジダ性義歯性口内炎と紅斑性カンジダ症はそれぞれ菌種や宿主因子のかかわり方が異なる[10]。

カンジダ性義歯性口内炎の特徴：義歯に一致して口内炎が出現します。

紅斑性カンジダ症の発症には口腔乾燥が強く関連している。カンジダ性義歯性口内炎は、唾液分泌減退や口腔乾燥症の関与は少なく、義歯基底面のカンジダの存在が問題となる。

カンジダは義歯のレジンに付着しやすい。また、義歯表面にバイオフィルムを形成しやすい。特に*Candida*

*albicans*と*C. glabrata*の組み合わせはもっともバイオフィルム形成能が高い。臨床的調査でも、義歯性口内炎では、他の口腔カンジダ症の病型に比較して、2菌種以上の検出率が高く、その組み合わせは*C. albicans*と*C. glabrata*がもっとも多い。

カンジダが付着しやすい義歯：義歯表面の凹凸にカンジダが付着しやすいです。

義歯は、表面が粗造だとカンジダがより付着しやすくなる。硬いブラシで強く擦ると義歯表面に傷がつき、その傷の部分は滑沢な部分に比較してカンジダの菌糸が付

着・増殖しやすい。義歯の基底面を回転切削器具で調整した部分も粗造なため、カンジダが付着しやすい。

カンジダ性義歯性口内炎の予防：義歯清掃でカンジダ付着を予防します。

一度、義歯にカンジダが付着すると除菌は難しいといわれている。義歯へのカンジダの付着予防は、市販の義歯洗浄剤が効果的だが、使用方法に注意が必要である。たとえばポリデント®（グラクソ・スミスクライン）は、酸素系漂白剤の過ホウ酸ナトリウムが水と接触すると分解されて、過酸化水素が発生し、漂白活性化剤の効果で

有機過酸となり効果を発揮する。反応が進んで時間が経つと有効成分がなくなるため、製品を水に溶かしてすぐに使用しないと効果がない。

抗真菌性素材の義歯への適用の試みもあり、中には銀イオンをコーティングするピカッシ®（ピカッシュ）など製品化されているものもある。

Ⅰ. 治療を要するもの

1-1 すぐに専門的治療を開始する病変　②症状が軽くてすむ

SECTION 16　口腔粘膜疾患へのカンジダ感染

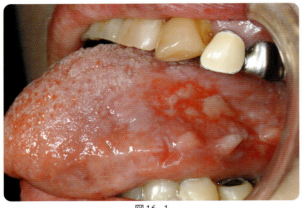

図16-1

カンジダ感染で重症化した口腔扁平苔癬

- 舌の発赤
- 舌は浮腫性に腫脹
- 舌縁の隆起は歯の圧痕

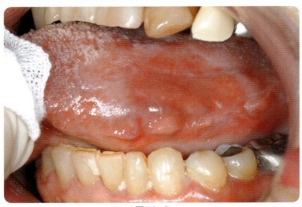

図16-2

図16-1と同症例の経過

- 抗真菌薬で発赤と腫脹が軽減
- 抗真菌薬で疼痛が消失
- 抗真菌薬治療のみで満足が得られた例

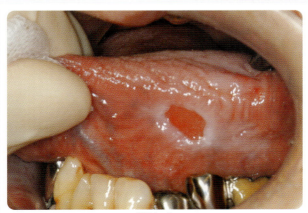

図16-3

カンジダ感染で難治化した口内炎

- 舌縁の潰瘍性口内炎
- 1ヵ月以上経っても自然治癒しない口内炎
- 抗真菌薬で軽快

口腔扁平苔癬へのカンジダ感染：対処はまず抗真菌薬です。

　口腔扁平苔癬（oral lichen planus）→SECTION 21 にカンジダが感染することは少なくない →SECTION 11 表11-3。口腔扁平苔癬の表面は粗造なためカンジダが付着しやすく、上皮の解剖学的バリアーも弱いため、カンジダ感染を起こしやすい。

　口腔カンジダ症が併存する口腔扁平苔癬は、まず抗真菌薬を用い、次にステロイド性抗炎症薬で対処するという順序で治療を行う →APPENDIX。

　口腔扁平苔癬へカンジダが感染しているかどうかの診断は、塗抹標本の顕微鏡検査が有用である。

難治性の口内炎：カンジダが感染していることがあります。

　カンジダは潰瘍性口内炎の治癒を遷延させる因子の1つである。外傷などによって生じた潰瘍性口内炎は自然治癒するが、時に治癒せず慢性化することがある。典型的な口腔カンジダ症の臨床所見を示さない場合、カンジダの関与が見過されることが少なくない。診断には塗抹標本の顕微鏡検査が有用である。

口腔カンジダ症の確定診断：塗抹標本の顕微鏡検査が有用です。

　口腔のカンジダ症の診断に、血液検査を行うことはめったにない。カンジダの血清学的検査は、胸部や腹部の深在性真菌症に対して行うものであって、口腔など肉眼で観察できる浅在性真菌症に応用する意味はあまりない。

　カンジダ検査は、臨床症状のみで診断がつかないときに有用である。萎縮性カンジダ症と非特異的なカタル性口内炎との鑑別、口腔扁平苔癬や潰瘍性口内炎へのカンジダの関与の診断など検査はしばしば必要である。

　カンジダ培養検査は、病変部を綿棒で擦過し、培地に接種して菌種と菌数を判定する。クロモアガー™カンジダ寒天平板培地（図16-4）は、コロニーの色でカンジダの種（species）を区別することができる[11]。しかしながらカンジダは口腔常在菌なので培養でカンジダを検出しただけではカンジダ症と診断することができない[12]。そのため、形態的な観察が有用な検査法だと考えられている。Candida albicansは菌糸形で病原性を発揮するため、顕微鏡検査で菌糸を確認することはカンジダ症の診断を行ううえで重要である[12, 13]。

　塗抹標本は、Gram染色、Giemsa染色、Papanicolaou染色、蛍光色素などで染色するとカンジダの菌体が確認しやすい。スチルベンジルスルホン酸系蛍光染料のファンギフローラY（トラストメディカル）は蛍光染色法の1つで、β構造をもつ多糖類への結合能を有するため、カンジダ細胞壁のβ-グルカンやキチンに結合する。この蛍光染色では細胞壁が特に強い発光を呈するため、酵母や菌糸の形態的観察が容易に行える（図16-5）[8, 14]。

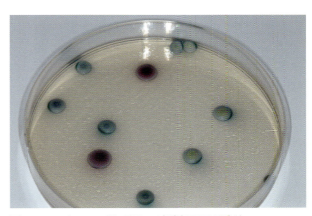

図16-4　クロモアガー™カンジダ寒天平板培地
コロニーの色調と形態で、カンジダの種の鑑別が可能な培地。緑色のコロニーはCandida albicans、紫色はCandida glabrata。

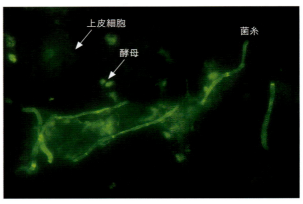

図16-5　ファンギフローラ染色

Ⅰ. 治療を要するもの

1-1 すぐに専門的治療を開始する病変　　②症状が軽くてすむ

SECTION 17　壊死性潰瘍性歯肉口内炎

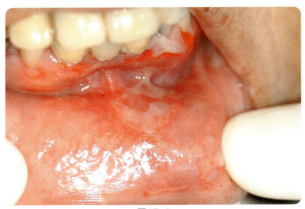

図17-1

壊死性潰瘍性歯肉口内炎

- 歯肉から下唇内面にかけての潰瘍
- 潰瘍の表面は線維素が出て白色に見える
- 病変は歯肉から生じ口腔内全体に広がっている

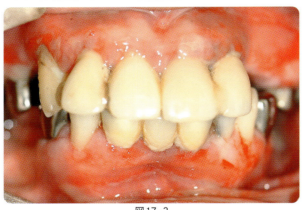

図17-2

図17-1と同症例の歯肉の所見

- 辺縁歯肉から歯槽粘膜にかけての潰瘍
- 下顎右側側切歯と左側中切歯の歯肉はびらん
- 下顎左側犬歯の歯肉は潰瘍で、線維素が付着している
- 下顎前歯の歯頚部にはプラークが付着している

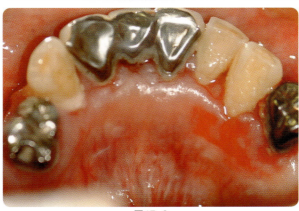

図17-3

図17-1と同症例の下顎舌側面観

- 歯頚部の歯肉全体の発赤と潰瘍
- 向かって右側の舌側歯肉の発赤
- 潰瘍となっている歯肉は易出血性
- 歯にはプラークが付着している

壊死性潰瘍性歯肉口内炎とは：急速な壊死と潰瘍が、歯肉と口腔粘膜に生じる炎症性の病変です。

辺縁歯肉から発症することが多く、はじめは歯の周囲の歯肉に限局した潰瘍として見られ、これを「急性壊死性潰瘍性歯肉炎」（acute necrotizing ulcerative gingivitis; ANUG）と呼んでいる。この病変が、さらに歯肉以外の口蓋や口底などの粘膜に広がっていった状態が、「壊死性潰瘍性歯肉口内炎」（necrotizing ulcerative gingivostomatitis）である。歯肉口内炎とは、歯肉と歯肉以外の口腔粘膜の両方に炎症があるという意味である。

壊死性潰瘍性歯肉口内炎の臨床所見：潰瘍は出血しやすく、強い痛みと口臭をともなうのが特徴です。

接触痛が激しく、ブラッシングもできないため不潔になりやすく、その結果口臭が増加する。

病変が進行すると、発熱、食欲減退などの全身症状が出現する。通常は2〜3週後には治癒する。しかしながら、敗血症、白血病、AIDSなどのため全身の抵抗性の減弱が著しいと、壊死性潰瘍性歯肉口内炎がさらに深部に拡大し、筋、骨、皮膚などに壊死を来たすことがある。この状態が「壊疽性口内炎」（gangrenous stomatitis）と呼ばれるものである。

壊死性潰瘍性歯肉口内炎と類似の臨床所見を示す疾患：似たような臨床所見を示すものに、疱疹性歯肉口内炎や天疱瘡・類天疱瘡があります。

疱疹性歯肉口内炎 → SECTION 9 は水疱性病変だが、水疱は破れて潰瘍の状態になりやすく、この病変が広範囲に及んだ場合は壊死性潰瘍性歯肉口内炎との見分けがつきにくくなる。また天疱瘡・類天疱瘡 → SECTION 33 も水疱性病変であり、水疱は破れやすく、潰瘍状になると臨床所見からでは見分けがつきにくい場合が多く、鑑別のためには生検や血液検査が必要である。

壊死性潰瘍性歯肉口内炎の原因：歯肉に慢性的に炎症を起こしている人が、体調を崩したときに、細菌に対する抵抗力が弱まって発病すると考えられています。

急性壊死性潰瘍性歯肉炎は、口腔常在菌の混合感染で、発症因子としては全身の抵抗性の低下がある。紡錘菌やスピロヘータなどが関与しているともいわれている。

歯肉の表層で起こっていた慢性の歯肉炎の状態から、嫌気性口腔内細菌が歯肉や口腔粘膜の組織中に侵入して増殖するために、組織が壊死して潰瘍を生ずるものと考えられる（壊死性炎 → SECTION 42 ）。

壊死性潰瘍性歯肉口内炎への対処法：口腔清掃状態を改善させることと、全身の抵抗性減弱の原因となった疾患を治療することが必要です。

食物摂取困難な場合の全身状態の改善には、輸液や経管栄養が必要である。

局所への対処は、壊死組織の除去を含めた口腔清掃、抗菌薬投与、含嗽を行う。

抗菌薬は、ペニシリン系、セフェム系薬剤が有用である。特にグラム陰性菌に対する抗菌薬が必要と考えられる場合は、アミノグリコシド系の適応を考慮する。

含嗽剤は → APPENDIX 、ポビドンヨード（イソジン®ガーグル）、塩化ベンザルコニウム（ネオステリン®グリーン）などの消毒薬の入ったものを用いるが、これらが刺激が強くて使用できないときには、アズノンスルホン酸ナトリウム水和物製剤やアズレンスルホン酸ナトリウム・炭酸水素ナトリウム配合剤などの抗炎症作用のある含嗽剤を用いる。

Ⅰ. 治療を要するもの

1-1 すぐに専門的治療を開始する病変　②症状が軽くてすむ

SECTION 18　口腔粘膜の化膿性炎

口腔粘膜の化膿性炎

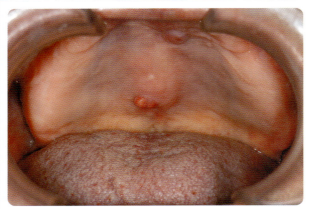

図18-1

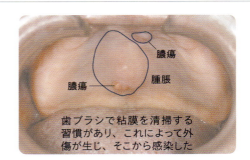

歯ブラシで粘膜を清掃する習慣があり、これによって外傷が生じ、そこから感染した

口蓋の膿瘍（歯性化膿性炎）

- 右側口蓋の無痛性の腫脹
- 上顎右側第三大臼歯の変色を認める
- 上顎右側第三大臼歯は失活歯
- 数ヵ所の歯科受診歴あり
- 腫瘍を疑い紹介された

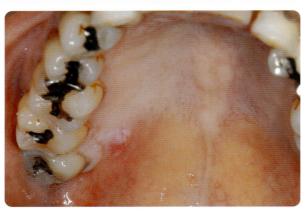

図18-2

口蓋の膿瘍（歯性化膿性炎）

- 右側口蓋の隆起性病変
- 根尖性歯周炎が原因で口蓋に膿瘍を形成した
- 表面は平滑で正常粘膜色
- 圧痛があり波動を触知する
- 上顎右側前歯部は根管治療中

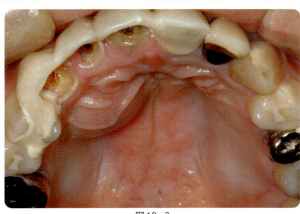

図18-3

口腔粘膜の化膿性炎：外傷から感染する可能性があります。

　口腔領域の感染は「歯性感染症」(odontogenic infection) が多い。歯周や根尖が菌の侵入門戸となり感染巣を形成する。

　正常な歯肉や口腔粘膜は、それ自体がバリアーになっていて、常在菌が組織に浸入するチャンスは少ない。と

ころが、咬傷、義歯や不適合な補綴物による粘膜の損傷、口腔乾燥による粘膜上皮の摩耗などでは解剖学的バリアーが障害されると、歯と歯周以外の口腔粘膜からも細菌やカンジダが組織に侵入する機会が広がる。

口腔管理の注意点：外傷を作らないような注意が必要です。

　有床義歯補綴診療のガイドラインでは、デンチャープラークコントロールのために、歯ブラシで義歯を清掃する機械的清掃法や、就寝中に義歯を義歯洗浄剤に浸漬させる化学的清掃法が推奨されている。

　義歯清掃とともに口腔清掃の重要性が指摘されていて、義歯清掃時には、口腔も含嗽し清潔に保つようにさせること、残存歯のブラッシングに加え軟らかい歯ブラシでの顎堤粘膜や舌背を清掃することが推奨されている[15]。このガイドラインに従っている歯科医師は比較的多いようで、歯ブラシで粘膜を擦っている患者さんをときどきお見かけする。

　しかし高齢者や関節リウマチ患者では、手指の力のコ

ントロールが難しくなり、セルフケアが困難になってくる。セルフケアによって粘膜を傷つける可能性があることを念頭に置き、適切に口腔管理を行う必要がある。

　図18-1は無歯顎であるが、義歯を洗浄するときに粘膜も歯ブラシで清掃する習慣がある。高齢であり力のコントロールがうまく行えずブラシで粘膜に「外傷」(injury) を作ってしまった。その損傷部から口腔常在菌が組織内に侵入し口蓋に感染巣を形成したものである。口腔領域には歯性以外の「化膿性炎」(purulent inflammation) もある、という例である。

　化膿性炎には、抗菌薬による薬物療法 →APPENDIX を行う。

口腔病変でまず疑うのは：感染症です。

　口腔の疾患は、う蝕と歯周病、それらに継発する化膿性炎など、そのほとんどが歯性感染症である。上顎の根尖性歯周炎からの化膿性炎は、口唇・頬側の歯槽骨の方が口蓋側よりも薄いため、膿瘍は口唇・頬側に生じやすい。口蓋の片側性の膨隆は唾液腺腫瘍 →SECTION 30 を疑わせるし、また上顎臼歯部の根尖部は口内法エックス線写真で見にくいことがあるため、根尖性歯周炎由来の口

蓋部の膿瘍がときどき見過される。特に、歯の打診痛など症状がない場合に、歯科治療が行われず腫瘍を疑って口腔外科を紹介されるケースがある (図18-2)。図18-3は波動もあることから診断に困らない。図18-2のような無痛性の隆起で腫瘍性病変が疑われる場合も歯性感染症を念頭において対処すべきだ、という例である。

Ⅰ. 治療を要するもの

1-1 すぐに専門的治療を開始する病変　②症状が軽くてすむ

SECTION 19　化膿性唾液腺炎

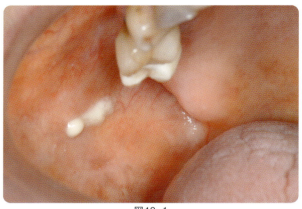

図19-1

化膿性耳下腺炎

- 耳下腺の開口部からの排膿
- 耳下腺を圧迫すると排膿する
- 耳下腺を圧迫すると通常は唾液流出が認められる
- 唾液流出低下にともなう上行性感染

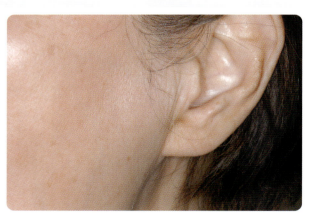

図19-2

化膿性耳下腺炎

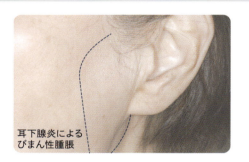

耳下腺炎によるびまん性腫脹

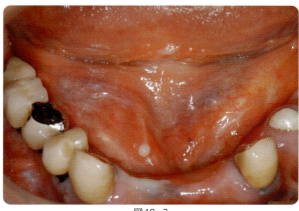

図19-3

化膿性顎下腺炎

- 舌下小丘の唾液腺開口部からの排膿
- 膿汁の自然排出が認められる
- 右側口底部の軽度の発赤と腫脹
- 顎下部の腫脹も認められた
- 唾液流出低下にともなう上行性感染

唾液腺炎とは：唾液腺の炎症ですが原因はさまざまです。

「唾液腺炎」(sialadenitis, sialoadenitis) は、細菌感染、ウイルス感染、自己免疫疾患により生じる。

細菌感染は、口腔常在菌が原因で起こり、これを「化膿性唾液腺炎」(suppurative sialadenitis) という。

ウイルス感染は、ムンプスウイルスによる流行性耳下腺炎 (mumps) で、両側性に生じることが多い。顎下腺に感染することもある。唾液腺炎以外に、睾丸炎、卵巣炎、膵炎を合併することがある。

自己免疫病理によって唾液腺に炎症を起こす疾患に、シェーグレン症候群 →SECTION 34 がある。主に唾液腺と涙腺に炎症と分泌機能障害を来す。

化膿性唾液腺炎の原因：唾液分泌減退です。

化膿性唾液腺炎は、細菌の上行性感染によるものが多い。上行性感染とは、口腔常在菌が唾液腺の開口部から逆行性に導管を伝わって腺体内に感染を起こすことである。これは唾液分泌が低下して生じるもので、唾石による導管の閉塞 →SECTION 32 やシェーグレン症候群 →SECTION 34 における唾液腺機能障害が原因となる。

化膿性唾液腺炎には、抗菌薬による薬物療法を行う →APPENDIX 。

唾液腺腫脹の原因：感染症、腫瘍、免疫異常です。

唾液腺が腫脹する原因は、細菌やウイルス感染による炎症性変化や、多形腺腫、腺リンパ腫などの腫瘍 →SECTION 30 の他、免疫異常による腫脹がある。

慢性硬化性唾液腺炎 (chronic sclerosing sialadenitis) ［キュットナー腫瘍 (Küttner tumor)］は、片側あるいは両側の顎下腺に見られる線維性組織の増殖による腺体の硬化をいう。ミクリッツ病 (Mikulicz disease) は、涙腺と唾液腺が無痛性に対称性に腫脹する疾患に対して用いられ、シェーグレン症候群やリンパ上皮性病変との異同が議論されていた。近年、IgG4関連疾患 (immunoglobulin G-4 related disease) の概念が確立され、慢性硬化性唾液腺炎もミクリッツ病も、それらの多くはIgG4関連疾患であることが明らかになった (図19-4)。

IgG4関連疾患とは、血清IgG4高値と、IgG4陽性形質細胞の浸潤と線維化による臓器病変を呈する慢性疾患である[16]。

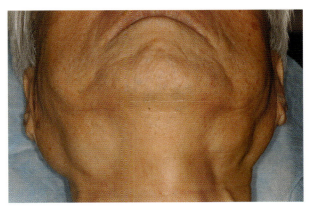

図19-4　IgG4関連疾患の顎下腺の腫脹
　　　　（慢性硬化性唾液腺炎）

Ⅰ. 治療を要するもの

1-2 急がないが専門的に治療する病変　　①歯科での診療が必要

SECTION 20　白板症（均一型）

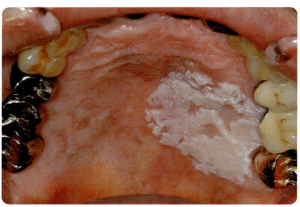

図20-1

白板症
- 左側硬口蓋の白色の扁平隆起状病変
- 白色部の厚みは均一ではないが分類としては均一型白板症
- 病変の中に正常粘膜より赤い部分はない

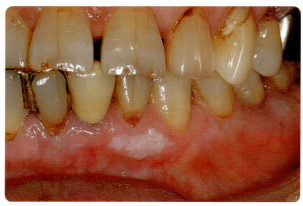

図20-2

白板症
- 下顎左側側切歯に相当する歯肉の白色病変
- 表面は浅い亀裂が入っているように見える

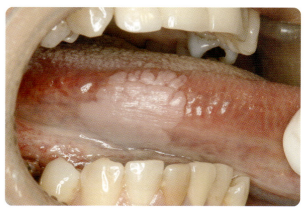

図20-3

白板症
- 右側舌縁の白色病変
- 白色の扁平隆起
- 口底に近い部分は薄い白色

白板症とは：他の病変に分類できない粘膜の白色病変です。

「白板症」(leukoplakia) は口腔の白色病変に対する臨床の病名であり、他の病変が除外された場合に用いる[4]。

他の病変と診断できる場合や、局所の原因がはっきりしている場合は、白色病変であっても白板症とはいわない。たとえば、頬粘膜の白線 →NOTE 15 、歯ブラシによる摩擦、歯冠修復物との接触、不適切な義歯、歯で頬粘膜を噛むなどの慢性の機械的刺激に関連して生じる摩擦性角化症 →NOTE 16 や喫煙によって生じるニコチン性口内炎 →NOTE 17 は白板症ではない。

白板症は前癌病変の1つであったが、現在は口腔潜在的悪性疾患 →SECTION 4 という概念に含まれている[1]。

白板症の臨床所見：粘膜が白色に見えるものですが、その厚みはさまざまで、赤色が混在しているものもあります。

WHOでは、大きく均一型白板症と非均一型白板症に分類している[1]。非均一型白板症は、均一型白板症に比較して悪性化の危険度が高い。

均一型白板症は、一様に平坦で薄く、表層の角質に浅い亀裂を認めるものである。

非均一型白板症 →SECTION 5 には、赤白混在の斑紋型、疣贅型（いぼ状）、結節型がある。斑紋型は、「紅斑白板症」といわれるもので、悪性化のハイリスク状態とみなされている。

白板症の病理組織所見：さまざまな程度の上皮の変化があります。

白板症は臨床の用語であり、病理組織学的には、過正角化症、過錯角化症、棘細胞症が見られる →NOTE 18 。これらは、角化層が厚いとか、上皮の厚みが増している、という意味である。

白板症の病理組織所見で問題になるのは、上皮性異形成 →SECTION 5 である。上皮性異形成の診断基準には、細胞の並び方がおかしい、細胞の形がおかしい、細胞の大きさが不揃い、細胞の核の色が濃いなどがあり、その程度がひどくなったものが癌である。

白板症への対処：生検を行い悪性度の確認をして、長期の経過観察を行います。

白板症の対処法は、その施設の歯科医師の考え方によって大きく異なる。「白板症は前癌病変であり、ある確率で癌化するので、すべて切除する」という考え方と、「ある確率でしか癌化しないので、経過観察のみ行う」というのが両極端の考え方である。

たとえば、歯肉の均一型白板症の癌化率は低いし、舌縁部の不均一型白板症は癌化しやすい。したがって前者の場合、経過観察することにして、悪性化の徴候が出現したときに切除する、後者の場合はすぐに切除する、というような考えもある。一般的には、生検で高度上皮性異形成は切除、低度上皮性異形成は経過観察という対処が行われている。

どのような考え方で対処することにしても、長期間の経過観察が必要な病変であることに変わりはない。口腔白板症に適応のある薬剤にエトレチナートカプセル（チガソン®カプセル）があるが、薬物療法は一般的ではない。

I. 治療を要するもの

1-2 急がないが専門的に治療する病変　①歯科での診療が必要

SECTION 21　口腔扁平苔癬

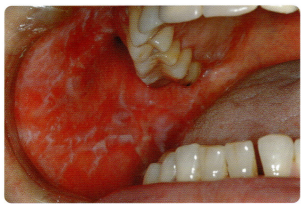

図21-1

口腔扁平苔癬

- 右側頬粘膜の網状の病変
- 白色部は角化層が厚く、赤い部分は上皮が薄い
- 白色部分はぬぐっても剥離しない
- 一部がびらんや潰瘍になっている
- 黄色に見える部分は潰瘍の表面に線維素が付着している

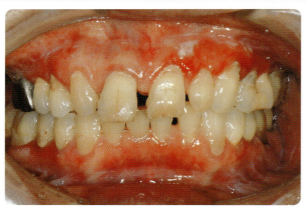

図21-2

口腔扁平苔癬

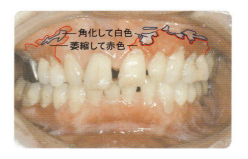

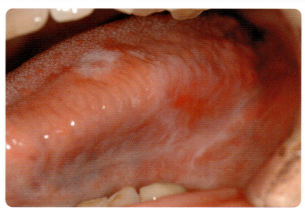

図21-3

口腔扁平苔癬

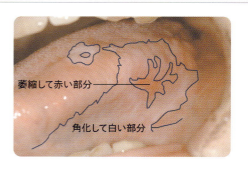

口腔扁平苔癬とは：頬粘膜に好発し、白色の線状、レース状、網目状を呈する角化性病変です。

「口腔扁平苔癬」(oral lichen planus) の2〜3%が癌化するとされ、口腔潜在的悪性疾患 →SECTION 4 として

位置づけられている[1]。

口腔扁平苔癬の臨床所見：赤と白の網目状の病変が一般的です。

典型的なものは肉眼所見だけで診断が可能である。口腔扁平苔癬は、臨床的に、丘疹型、網状型、斑状型、萎縮型、びらん（潰瘍）型、水疱型の6型に分類される[17]。赤と白の網目状の病変が一般的であり、白い網目のすき間が赤色になっている。

赤みの強い口腔扁平苔癬は、紅斑性（萎縮性）カンジ

ダ症 →SECTION 12 と見分けがつきにくいことがある。特に、口唇や頬粘膜の扁平苔癬は、紅斑性カンジダ症との鑑別や併存 →SECTION 16 がしばしば問題になる。また、舌の扁平苔癬は、肉眼的にわかりにくい場合があるので、注意深い観察が必要である。この場合は、舌痛症との鑑別が問題である。

口腔扁平苔癬の自覚症状：痛みでこの病変の存在に気づくことが多いです。

白い部分は角化層が厚く、赤い部分は上皮が薄い状態である。上皮が薄い部分はびらんや潰瘍になっていることがあり、病変の赤みが強いときには痛みが強い。反対

に赤みが少ないときには痛みは少なく、ざらざらした粗造感として自覚することが多い。自覚症状は時期によって異なる。

口腔扁平苔癬の組織所見：上皮の角化と上皮下のリンパ球浸潤が特徴です。

正角化型か錯角化型の「過角化症」と、「上皮直下の粘膜固有層の帯状のリンパ球浸潤」が特徴であり、上皮自体は棘細胞症または上皮の萎縮、基底細胞の変性、上皮突起の消失、上皮性異形成 →SECTION 5 などが見られる。

過角化や棘細胞症の部分が肉眼的に白く見え、上皮の萎縮している部分や欠損して潰瘍になっている部分が赤く見える →NOTE 18 。

口腔扁平苔癬の原因：原因は不明ですが、免疫反応が関連しています。

口腔扁平苔癬は、上皮下のリンパ球浸潤が主たる病因性の変化で、細胞性免疫の関与が明らかになっている。その免疫反応の原因がわからない場合がほとんどであるが、上皮細胞のタンパク構造の変化などに対して反応し

ていると考えられる。可能性のある原因としては、金属アレルギー、薬（降圧薬、抗精神薬、利尿薬など）、肝炎ウイルスなどがいわれている。薬物による扁平苔癬様粘膜疾患は、「lichenoid drug reaction」と呼ばれている。

口腔扁平苔癬への対処：治療のゴールは、症状を軽減させることです。

口腔扁平苔癬を完治させる治療法は、現在のところ存在しない。ステロイド性抗炎症薬の軟膏剤の塗布によって症状を緩和させる。痛みが強いときにこの軟膏療法を

行い、自覚症状が改善されたらその使用を中断する。再び自覚症状が出てきた時点で軟膏の使用を再開し、痛みのないときには特に治療を行わない。

Ⅰ. 治療を要するもの

1-2 急がないが専門的に治療する病変　　①歯科での診療が必要

SECTION 22　褥瘡性潰瘍（じょくそうせいかいよう）

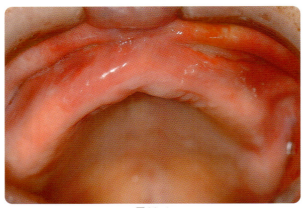

図22-1

褥瘡性潰瘍

- 上顎歯肉頬移行部の潰瘍
- 潰瘍表面は灰白色になっている

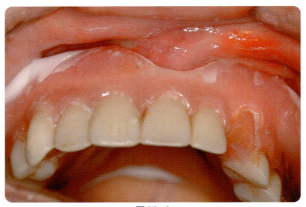

図22-2

図22-1と同症例の義歯装着時の所見

- 潰瘍に一致して義歯の床縁が当たっている

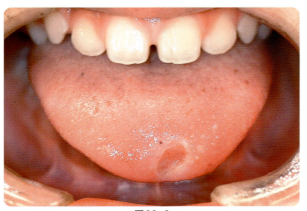

図22-3

舌尖部の褥瘡性潰瘍

- この潰瘍は弄舌癖によって生じたもの

褥瘡性潰瘍とは：摩擦や圧迫などで血行が悪くなってできる潰瘍のことです。

慢性的な刺激が同じ部位に加わると、その部分に循環障害が起こり潰瘍を作る。これを「褥瘡性潰瘍」（decubitus ulcer）というが、口腔粘膜では、歯列不正（歯列から飛び出してしまった歯並びの悪いところなど）、不適合補綴物（合わない義歯や尖った金属冠）、義歯による刺激が原因になる。

慢性の刺激による循環障害が原因であるということが明らかでない急性の潰瘍は、「潰瘍性口内炎」 **→ SECTION 42** と呼ばれている。また、褥瘡性潰瘍ではない義歯の物理的刺激による潰瘍は、単に「義歯性潰瘍」や「義歯性口内炎」と呼ばれる。

褥瘡性潰瘍の臨床所見：潰瘍やびらんに相対する部位に原因的事項が認められます。

潰瘍のできやすい部位は、歯が当たる舌縁や、義歯が当たる歯肉頬移行部の粘膜である。慢性の循環障害を起こすような原因がみあたらなければ、褥瘡性潰瘍とはい

えない。自覚症状として一般的なものは、接触痛、刺激痛であるが、痛みがない場合もある。

褥瘡性潰瘍の対処法：歯科治療で原因を除去します。

歯のう蝕、歯列不正、不適合補綴物などの原因除去が、褥瘡性潰瘍の治療法である。潰瘍自体に対しては、傷の保護を目的として軟膏療法を行うが、ステロイド性抗炎症薬は、治癒を遷延させる恐れがあるので、その使

用については慎重にあるべきである。

口の中を清潔にして、消炎を促すという目的で、アズレンスルホン酸ナトリウムの含嗽剤 **→ APPENDIX** は有用である。

CHECK 2

褥瘡とは
（じょくそう）

褥瘡は「床ずれ」と呼ばれていて、腰、尻、かかとなど、体の一部が圧迫されて皮膚に血液が流れなくなり、その部分に潰瘍ができる。健康な人は無意識のうちに自分の体の向きをコンスタントに変えているため、ある一部のみが長時間にわたって圧迫されることはないが、脳梗塞などで正常な動作の能力が失われた状態では、部分的に強い圧迫が加わる可能性がある。また、皮膚が汗で濡れた状態であるとか、栄養不良で皮下の脂肪が少なく修復に必要な栄養が不足しているという因子があると褥瘡になりやすい。このように褥瘡の概念は、長時間の局所の圧迫や宿主側の抵抗性を減弱する因子の存在の結果として起こる循環障害による壊死である。

口腔においては、義歯の一部が粘膜を圧迫して循環障害を起こすこと、欠損した顎堤粘膜に挺出した対合歯が当たり循環障害を起こすことなどが、褥瘡性潰瘍の本来の概念に合致するものである。また、唾液分泌異常などの宿主側の要因も褥瘡の発症に関連する因子と考えられる。一方、う蝕のために歯の一部が破折し、その歯の鋭縁が舌に当たって裂創を起こし、この創が慢性化したというのは、本来の褥瘡の概念とは少し異なる。しかしながら、このような慢性の機械的刺激による潰瘍も褥瘡性潰瘍として扱われる場合が多い。

「褥瘡」を「褥創」と書く場合がある。これはジョクソウが、「局所的なケアを実施することにより、創治癒を促進させ、病変を治癒させることが可能な創傷である」という考えに基づいている。口腔粘膜の褥瘡性潰瘍は原因除去によって創の治癒を目指すが、診断名としてはあくまで「褥瘡」である。

SECTION 22 63

Ⅰ. 治療を要するもの

1-2 急がないが専門的に治療する病変 　　①歯科での診療が必要

SECTION 23　義歯性線維腫

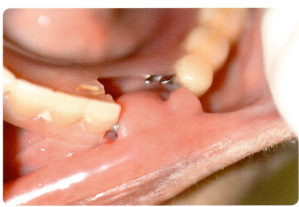

図23-1

義歯性線維腫

- 下唇内面の腫瘤
- 腫瘤は弾性軟で無痛性
- 表面は平滑で正常色
- 鉤歯になっていた歯が消失し、その部分に口唇が当たり擦れてできた
- 義歯に入り込むように腫瘤が存在する

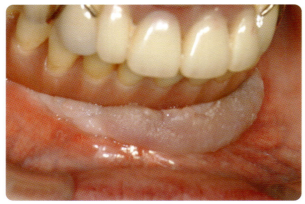

図23-2

義歯性線維腫

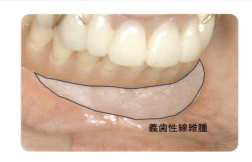

義歯性線維腫

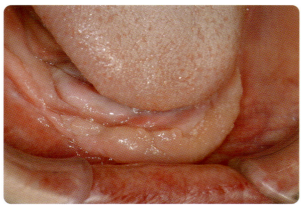

図23-3

図23-2と同症例のフラビーガム

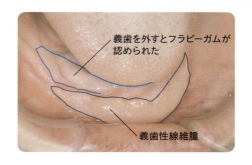

義歯を外すとフラビーガムが認められた

義歯性線維腫

義歯性線維腫とは：義歯で慢性的に粘膜が擦れて線維が腫瘤状に増殖することです。

口腔粘膜の線維腫は、真の腫瘍ではなく、口腔粘膜に対する慢性の機械的刺激による炎症性反応性増殖物である →SECTION 25 。このような不適合義歯、不適合補綴物、歯の鋭縁、咬傷など、慢性の機械的刺激が発生原因であることが明らかな線維腫を「刺激性線維腫」（irritation fibroma）や「inflammatory fibrous hyperplasia」と呼ぶことがある。このうち義歯の床縁の刺激によってできる腫瘤を「義歯性線維腫」（denture fibroma）という。欠損歯数の多い床義歯を長期間使用していると、次第に義歯床と歯槽堤との不適合が生じ、咀嚼や会話のときの義歯の動揺や、咬合圧による義歯床の沈下が起き、これが慢性の機械的刺激になる。

義歯性線維腫は不適合義歯、床縁過長の義歯、床縁の鋭利な形態の義歯などによる粘膜への機械的刺激が主な原因であるが、中には、義歯の材料による化学的な刺激が原因の場合もあるという。

義歯性線維腫とフラビーガム →SECTION 24 が併存するケースも見られる（図24-2、3）。

義歯性線維腫の臨床所見：軟らかい隆起であり、通常は上皮の色は正常です。

義歯の辺縁があたる粘膜部分に出現するが、特に刺激を受けやすい上顎前歯部の歯肉唇移行部や口唇内面に多い。

さまざまな形態があるが、上皮下の線維組織が増殖しているものであるから、通常、上皮は正常である。したがって、表面の色調も周囲の粘膜と同じ色であるが（図23-1）、中には上皮が肥厚する場合（図23-2、3）や、逆にやや赤く軟らかくなっている場合もある。

また、疼痛もなく無症状のことが多いので、本人が気づかない間に、大きくなってしまうこともある。

義歯性線維腫への対処：義歯の調整で消失する場合もあります。

義歯性線維腫を切除したからといって、義歯が合うようになるわけではない。リリーフ処置とリライニングを行い義歯を調整することによって、義歯床の維持・安定が得られる。このような義歯調整、あるいは新義歯を作成して、線維腫への刺激を軽減することによって、義歯性線維腫は自然に消失することも期待できる。

自然治癒が期待できない場合や、義歯製作において補綴的に問題があるときには、義歯性線維腫を外科的に切除 →NOTE 20 する。同時に、原因となった義歯の調整、あるいは新義歯の製作を行う。

義歯性線維腫の切除術に際しては、組織を必要以上に切除せず、義歯の機能を阻害している部分のみを切除することとし、義歯の維持・安定に必要な部分の粘膜の瘢痕化が生じないようにする注意が必要である。

Ⅰ. 治療を要するもの

1-2 急がないが専門的に治療する病変　　①歯科での診療が必要

SECTION 24　フラビーガム

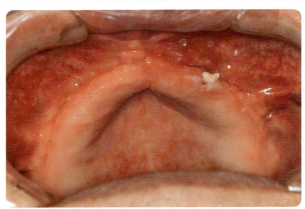

図24-1

フラビーガム

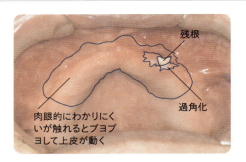

図24-1と同症例の手術所見

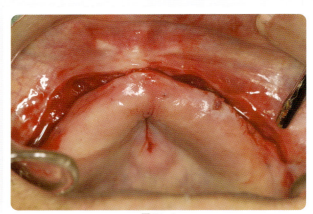

図24-2

- 歯肉唇移行部に切開線を設定
- 粘膜骨膜弁を形成し粘膜下の増殖した線維組織を除去

図24-1と同症例の手術所見

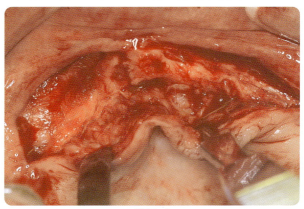

図24-3

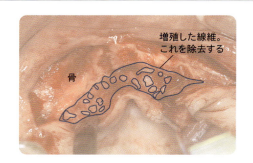

66　口腔粘膜疾患アトラス

フラビーガムとは：義歯の不適合が原因で、歯肉がコンニャク状のブヨブヨした状態になったものです。

「フラビーガム」（flabby gum）とは、顎堤を被っている粘膜組織が異常に可動性のある厚い粘膜になった状態である。これは、義歯による慢性の機械的刺激により、骨吸収と上皮下結合組織の炎症性反応性増殖が起ったものである。

フラビーガムは、義歯床縁に相当する部分にできる義歯性線維腫 →SECTION 23 とは異なる範疇であるが（表24-1）、併存することもある（図23-2、3）。

表24-1　義歯が原因で出現する主な病変

診断名	
義歯性口内炎	SECTION 15
義歯性潰瘍	SECTION 22
義歯性線維腫	SECTION 23
フラビーガム	SECTION 24
乳頭状過形成	SECTION 28
摩擦性角化症	NOTE 16

フラビーガムの臨床症状：歯肉がブヨブヨした状態で、上顎前歯部に見られることが多いです。

フラビーガムがブヨブヨに見えるのは、顎堤の骨が吸収していて、その部位の粘膜が骨面上に厚く被うようになっており、その粘膜が被圧縮性、移動性に富んでいるためである。

フラビーガムを大きく分けると、前歯部の顎堤に限局するタイプと、上顎義歯床支持組織の粘膜全体に及ぶタイプがある。前者が一般的に見られるものである。

上顎前歯部のフラビーガムができるメカニズムは以下のようなものである。長年義歯を使用していると、臼歯部の歯槽堤が吸収してくることがある。そうなると義歯は臼歯部で沈下するが、その一方で、前歯部で早期接触が生じ、強く当たるようになる。この状態では、いつも義歯が前歯部を中心に回転するように動き、前歯部付着歯肉を擦るような力が生じる。この慢性的な刺激によって、前歯部の歯槽骨が吸収するとともに、上皮下結合組織には、炎症性反応性増殖が生じる。

フラビーガムの処置：義歯を調整する方法と、外科的に対処する方法があります。

補綴的な対処法は、旧義歯を使用して、粘膜調整剤を用いて粘膜調整を行うとともに、咬合調整を行う。新義歯の製作にあたっては、前歯の接触時間が短くなるような咬合関係や、中心咬合位で前歯部が接触しないようにするなどの配慮を行う。

外科療法では、フラビーガム部分を上皮とともに切除 →NOTE 20 してもよいが、粘膜下の線維組織のみを除去する方法も有用である。この方法は、歯肉唇移行部に切開線を設定し、粘膜骨膜弁を形成し、粘膜下の増殖した線維組織を除去するものである。増殖線維組織を除去し、歯肉の骨への付着化を行い、同時にできる限り口腔前庭を拡張する。

付着歯肉を作成するためには、粘膜下の線維組織を取り除き、粘膜をできる限り薄くすることが重要である。そのうえで、骨と粘膜を固定して動かないようにする工夫をする。粘膜を骨に縫合するのも1つの方法である。

口腔前庭拡張は、前鼻付近まで骨に付着する筋を剥離して、その組織を可及的上方で骨や骨膜に縫合する。

その他の方法として、フラビーガムの下をトンネル状に切開して、アパタイトなどの人工物を入れて、顎堤を高くしようという試みもあるが、必ずしも期待できるような結果が得られるとは限らない。

Ⅰ. 治療を要するもの

1-2 急がないが専門的に治療する病変　　①歯科での診療が必要

SECTION 25　線維腫

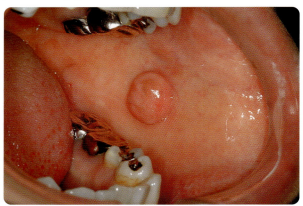

図25-1

線維腫

- 左側頬粘膜の腫瘤
- 線維組織の増殖なので、表面粘膜は平滑で正常粘膜色を呈し、硬さも正常組織と同程度である
- 部位は咬合平面に一致している

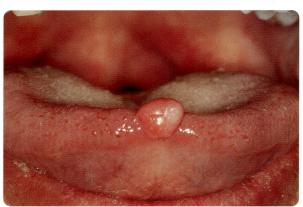

図25-2

線維腫

- 舌尖の腫瘤
- 表面は平滑で正常粘膜色を呈し、硬さも正常組織と同程度

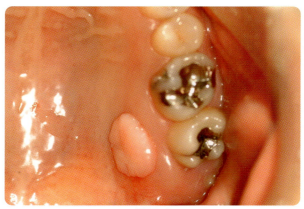

図25-3

線維腫

- 左側口蓋の線維腫
- 表面は平滑で正常粘膜色
- 硬さは正常組織と同程度

線維腫とは：線維組織が増殖して腫瘤になったものです。

「線維腫」（fibroma）は、線維組織からなる良性腫瘍であるが、真の腫瘍はきわめて少なく、慢性刺激に対する反応性の増殖物が多い[18]。このことから、線維腫を「いわゆる線維腫」と"いわゆる"をつけたり、「fibrous overgrowth」「ポリープ」「fibroid polyp」などと呼ぶことがある。しかしながらこれらは診断名ではなく、口腔の線維腫のほとんどが慢性の刺激に対する反応性増殖物と認識されていることから、臨床においては単に「線維腫」と呼称されることが多い。その他、「刺激性線維腫」や「inflammatory fibrous hyperplasia」ということもある →SECTION 23。

粘膜の上皮成分が増殖したものが「乳頭腫」→SECTION 28 で、上皮下結合組織の増殖が「線維腫」である →SECTION 27 図 27-3。

線維腫の原因：ほとんどが粘膜の局所に加わる刺激が原因です。

同じ部位を噛み続けるような癖、誤って同じ部位を何度も噛んでしまう、不適合補綴物やう蝕の歯が当たるなど、粘膜への機械的な慢性刺激が原因になる。

線維腫の臨床症状：粘膜にできる線維腫は、境界のはっきりした腫瘤で、表面がスムースなのが特徴です。

線維腫は、線維組織の増殖であり、上皮の増殖はないので、表面粘膜は平滑で正常粘膜色を呈し、硬さも正常組織と同程度である →SECTION 27 図 27-3。緩慢に発育・増殖し、ほとんどは痛みや出血などの症状がない。

線維組織は頬粘膜、口唇内面、舌などの口腔のあらゆる部位に存在する。したがって、腫瘍はどこに発現してもおかしくないが、上下の歯の咬合線に対応する頬粘膜や、舌尖部に好発する。これは、粘膜が刺激に対して強い角化上皮ではないこと、また、部位的に慢性の刺激を受けやすいという理由によるものと考えられる。

義歯床縁の慢性の刺激によって、歯肉頬移行部や口唇内面にできるものも線維腫であるが、これは特に義歯性線維腫 →SECTION 23 と呼ばれている。

歯肉に出現する線維性腫瘤は歯周組織に関連して生じるものが多く、これは「線維性エプーリス」→SECTION 26 と呼ばれる。そのため、明らかに歯周組織から隔たっている腫瘤でない限り、歯肉の線維腫とは診断しにくい。

線維腫の表面がさらに慢性刺激を受けると、表面の色は、やや白っぽくなり、硬さも硬くなってくる。

線維腫の治療法：原則的には外科的に切除します。

慢性刺激に対する反応性の増殖物で軽度の場合は、原因を除去すれば消失することもあるが、ほとんどの場合外科的に切除 →NOTE 20 される。顎骨の中にできたものは、周囲の骨も含めて切除する。

CHECK 3 ポリープとは

「ポリープ」は、特定の疾患を指す用語ではない。

ポリープという言葉はあいまいで、口腔領域においては、線維性の反応過形成に対して用いる場合と、粘膜の有茎性の腫瘤形態を指して「ポリープ状」と表現する場合とがあり、使用方法に統一性がない。

ポリープという用語は、肉眼的に見える状態を示す言葉で、限局性の粘膜隆起を指し、病理学的にはさまざまな疾患を含んでいる。

SECTION 25

Ⅰ. 治療を要するもの

1-2 急がないが専門的に治療する病変 ①歯科での診療が必要

SECTION 26 エプーリス

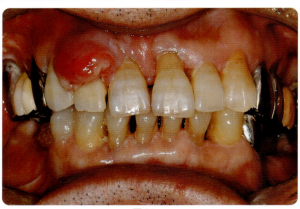

図26-1

エプーリス

- 上顎右側側切歯部の腫瘤
- 腫瘤と正常歯肉との境界は明瞭
- 表面は平滑で一部は正常粘膜色、一部は発赤がある
- 歯頚部側では潰瘍になって表面が帯黄白色を呈している

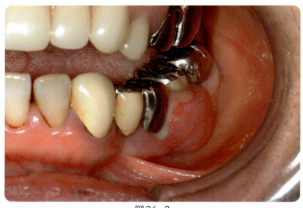

図26-2

エプーリス

- 下顎左側第二小臼歯から第一大臼歯歯肉部の腫瘤
- 腫瘤は歯冠の下半分を被っている
- 表面は平滑で、一部潰瘍のために帯黄白色になっている

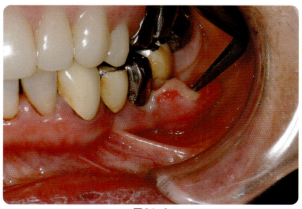

図26-3

図26-2と同症例の腫瘤で角度を変えたところ

- ピンセットで腫瘤を外方へ広げると、第二小臼歯部歯肉を基部とする有茎性腫瘤であることがわかる
- 正常歯肉との境界は明瞭であり、癌の所見とは異なる

エプーリスとは：歯肉にできる腫瘤を指す言葉です。

「エプーリス」（epulis）は、歯周組織から発生するもので、炎症によって反応性に増殖した限局性の腫瘤である。同じ歯肉の増殖でも、歯肉全体に隆起を示す「歯肉増殖症」→SECTION 27 とは異なる概念である。

エプーリスの原因は、不適合補綴物や齲歯のクラスプなどの慢性の機械的刺激、歯周疾患の慢性の炎症性刺激などが原因となる。また、女性ホルモンの変調などが、その発生に影響する。

エプーリスの臨床所見：歯肉の限局性の腫瘤で、その形や表面の感じはさまざまです。

エプーリスは限局性の反応性腫瘤であるが、歯のないところにはできない。歯周組織から生じ、健康な歯肉とは明らかに区別できる腫瘤で、有茎状になっていることが多い。好発年令は20〜30歳台で、10歳台にはあまり見られない。女性は男性の約2倍の発生率である。

表面性状は、滑らかなものが多いが、肉芽腫様の凸凹不正のものもある。腫瘤が大きくなると、歯の動揺、歯間離開、歯槽骨の吸収が見られることもある。

必要な鑑別診断は、歯肉癌→SECTION 3 であるが、診断に困ることはあまりない。

妊娠性エプーリスは、局所的な原因に加えて、ホルモンバランスの変化が影響していると考えられている。妊娠性エプーリスは、血管腫→SECTION 29 に類似したものが多い。

先天性エプーリスは新生児に認められているものをいう。

妊娠性エプーリスや先天性エプーリスは、臨床的な用語で、組織学的には表26-1のように分類できる[13]。

表26-1　エプーリスの組織学的な分類

分類	特徴
肉芽腫性エプーリス	線維性エプーリスに移行する
線維性エプーリス	コラーゲン線維の増生（線維芽細胞は少ない）
血管腫性エプーリス	
線維腫性エプーリス	
骨形成性エプーリス	線維骨は、結合組織の化生によって生じる
巨細胞エプーリス	多核巨細胞の増生を特徴とする肉芽腫。周辺性巨細胞腫とは異なる範疇に属する

肉芽腫性エプーリスや血管腫性エプーリスは軟らかく、赤味を帯ており、線維性エプーリス、線維腫性エプーリスは比較的硬い。

エプーリスの治療法：治療法は外科的切除です。

切除術→NOTE 20 は、局所麻酔で行い、メスで切開し剥離子で除去する。エプーリスは、歯肉、歯根膜、歯槽骨骨膜由来の線維性組織が増殖したものなので、エプーリスを切除した後に、発生母地である歯肉、歯根膜、歯槽骨表面を十分に掻爬するか、あるいはそれらの組織も同時に除去する。切除後は、サージカルパックで覆

い、二期治癒→NOTE 19 を待つ。切除後、再発があれば再び切除するが、その際は、抜歯も考慮する。

不適合補綴物、歯石など、刺激の原因があれば、除去する。

妊娠性エプーリスは分娩後に縮小、消失することがあるので経過観察してもよいが、局所の清潔は必須である。

Ⅰ. 治療を要するもの

1-2 急がないが専門的に治療する病変　　①歯科での診療が必要

SECTION 27　歯肉増殖症

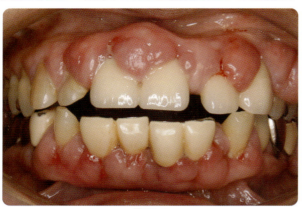

図27-1

薬剤性歯肉増殖症

- 左側辺縁歯肉から付着歯肉の肥厚
- 歯間乳頭の歯肉肥厚が著明
- 表面は平滑
- 正常粘膜色

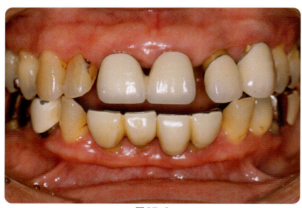

図27-2

図27-1と同症例の歯周基本治療後

- 歯肉肥厚は改善
- 歯周ポケットの深さも減少した

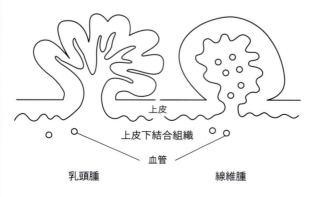

図27-3

乳頭腫と線維腫の違い

- 乳頭腫は上皮の増殖なので下層の血管が透けて見えにくいため、白く見える
- 結合組織の増殖は表面が平滑で正常粘膜色
- 歯肉増殖症は線維の増殖なので表面性状は線維腫に近い

72　口腔粘膜疾患アトラス

歯肉増殖症とは：歯肉の線維が増殖して歯肉が肥厚することです。

「歯肉増殖症」（gingival hyperplasia）とは、歯肉のコラーゲン線維が過剰に増生され、歯肉が肥厚するものをいう。

遺伝性の歯肉肥厚に歯肉線維腫症があるが、これは稀である。歯肉肥厚の原因は、薬剤によるものが一般的である。

降圧薬であるカルシウム拮抗薬のニフェジピン（アダラート®など）、抗てんかん薬のフェニトイン（アレビアチン®、ヒダントール®）、免疫抑制薬のシクロスポリンなどで歯肉増殖症が生じる可能性がある。

歯肉増殖症の臨床所見：線維の増殖なので表面は平滑です。

上皮の増殖は表面が凹凸あるいは粗造で白色である（図27-3）。歯肉増殖症は上皮の増殖ではなく線維の増殖なので表面は平滑である。色調は正常粘膜色である。

歯肉増殖症の治療法：基本は歯周治療です。

十分なプラークコントロールと歯周基本治療に準じた処置を行う。並行して主治医に薬剤の変更の可能性について問い合わせる。歯肉増殖のためにプラークコントロールや歯周基本治療が困難となっている場合や、薬剤変更が不可能、あるいは薬剤変更しても歯肉肥厚が改善されない場合は、歯肉切除術 →NOTE 20 を行う。プラークコントロールと歯周基本治療のみで、薬剤の変更もなく歯肉肥厚が改善するケースが少なくない。

薬剤の口腔への影響：潰瘍性口内炎や顎骨骨壊死が生じることもあります。

薬剤の及ぼす口腔への影響はさまざまで、歯肉増殖症の他に血管性浮腫 →SECTION 6 、潰瘍性口内炎 →SECTION 42 、顎骨骨壊死、口腔乾燥、口渇、味覚異常、多形滲出性紅斑 →NOTE 21 がある。

潰瘍性口内炎は、骨粗鬆症治療薬（ビスホスホネート系薬剤のアレンドロン酸ナトリウム）、抗リウマチ薬（メトトレキサート）、狭心症治療薬（ニコランジル）、C型肝炎治療に用いる抗ウイルス薬（リバビリンなど）などで生じることがある。また、抗悪性腫瘍薬は口腔粘膜炎を起こしやすい薬剤が多い。

顎骨骨壊死は、骨粗鬆症やがん治療に用いる骨吸収抑制作用をもつビスホスホネート系薬剤およびヒト型抗RANKLモノクローナル抗体製剤のデノスマブ（ランマーク®、プラリア®）、血管新生抑制作用をもつ抗がん剤の抗VEGF（血管内皮増殖因子）ヒト化モノクローナル抗体のベバシズマブ（アバスチン®）などで生じることがある。

多形滲出性紅斑は、薬剤に対するアレルギー反応で起こる口内炎で、歯科で処方した薬剤が原因になることもある。

Ⅰ. 治療を要するもの

1-2 急がないが専門的に治療する病変　①歯科での診療が必要

SECTION 28　乳頭腫(にゅうとうしゅ)

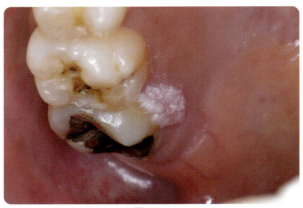

図28-1

乳頭腫

- 右側口蓋の腫瘤
- 腫瘤は白色で、表面に凸凹で角化が強く毛のように伸びている部分もある

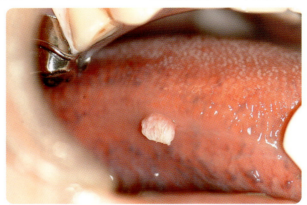

図28-2

乳頭腫

- 右側舌縁部に生じた病変
- 腫瘤の表面が白色の毛の塊のように見える

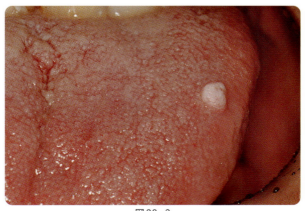

図28-3

乳頭腫

- 左側舌背に生じた病変
- 表面が比較的平滑であるが、上皮の増殖のため周囲の正常組織より白い

乳頭腫とは：上皮が増殖した腫瘍です。

「乳頭腫」(papilloma)は上皮から発生した良性腫瘍で、上皮から発生した悪性腫瘍の癌 →SECTION 1〜3 に対応する良性の病変である。

口腔の乳頭腫の多くは、慢性刺激に対して反応性に増殖したものである。口腔の乳頭腫で真の腫瘍と呼べるものは比較的少なく、また反応性増殖物と腫瘍の区別も容易ではない[18]。このことは、口腔の線維腫 →SECTION 25 のほとんどが、慢性の刺激に対する反応性増殖物であるのと同じである。したがって、乳頭腫や線維腫は腫瘍の病名ではあるものの、口腔領域における乳頭腫や線維腫という用語は、反応性の炎症性増殖物を含んで用いられている。

口腔の良性腫瘍の確定診断は、「切除生検」によって行われることが多い →NOTE 4 。

乳頭腫の臨床所見：乳頭状や樹枝状の隆起です。

上皮から発生する腫瘍なので、乳頭状、樹枝状の隆起を示す →SECTION27 図27-3 。隆起は、有茎性のことが多いが、上皮下の粘膜固有層の増殖をともなうときには広基性になる。

表面の角化の著しいものでは白色が強い。

自覚症状は、違和感程度であり、疼痛などの炎症症状は認めない。

各年齢層に発生するが、高齢者に多い。

乳頭腫の治療：外科的切除が基本です。

切除術 →NOTE 20 が基本である。乳頭腫は良性腫瘍なので、切除手術の予定は悪性腫瘍ほど急いで立てる必要はない。

乳頭状過形成とは：口腔粘膜の反応性の過形成です。

「乳頭状過形成」(papillary hyperplasia)は、「乳頭腫症」(papillomatosis)とも呼ばれ、炎症性反応性の増殖物である。無痛性で、表面はやや紅色を帯び、乳頭状、白斑状、疣贅状を呈する。不適合な義歯による刺激や口腔清掃不良などが発症誘因で、硬口蓋に好発する。不適合なブリッジが原因で歯槽頂に出現することもある（図28-4）。

組織所見としては、上皮は乳頭腫様の過形成を示し、棘細胞層肥厚、錯角化または過角化を呈し、上皮細胞間や上皮下固有層に水腫、炎症性細胞浸潤などが認められる。

対処法は、誘因の除去と病変の外科的切除やレーザー焼灼が行われる。

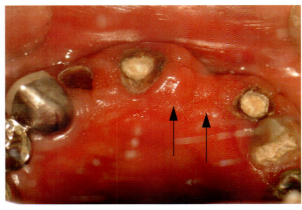

図28-4　ブリッジのポンティックに相当する部分の乳頭状過形成

Ⅰ. 治療を要するもの

1-2 急がないが専門的に治療する病変 ①歯科での診療が必要

SECTION 29　血管腫(けっかんしゅ)

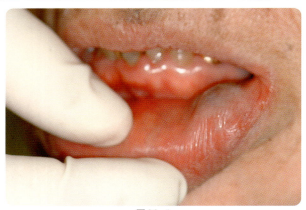

図29-1

血管腫
- 左側下唇の隆起
- 粘膜下の血管増生や血管拡張のため、血液の色が透けて青みがかって見える

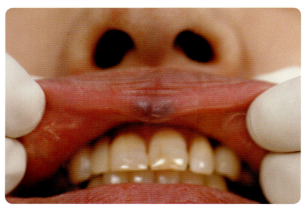

図29-2

血管腫
- 上唇正中部の隆起
- 粘膜下の血管増生や血管拡張のため、血液の色が透けて暗紫色に見える

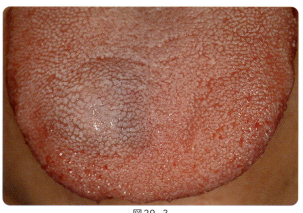

図29-3

血管腫
- 右側舌背部の隆起
- 粘膜下の血管増生や血管拡張のため、血液の色が透けて暗赤色に見える

血管腫とは：腫瘍というよりは、血管の発育異常のようなものです。

「血管腫」（hemangioma）とは血管組織からなる腫瘍という意味であるが、多くは過誤腫である。「過誤腫」とは、通常あるべき部位に正常な組織が過剰に存在する状態をいう。したがって、血管腫は一種の発育異常である。

血管腫の臨床所見：赤や黒く見える病変で、圧迫すると色がなくなるものがあります。

粘膜が隆起しているものと、していないものがある。色調は、暗赤色、赤紫色などで、硬度は弾性軟で、圧迫により退色するものがある。深部に存在するものは色調の変化がない。

舌尖部や咬筋の血管腫には、時間（刺激など）によって腫脹することがあり、そのようなものは勃起性血管腫といわれている。

血管腫には、静脈石と呼ばれる石灰化物が形成され、触診やエックス線写真で確認できるものがある。

血管腫の組織学的分類の1つを示す（**表29-1**）[18]。毛細血管腫は一層の扁平な内皮細胞で囲まれた毛細血管が多数集まったもの、良性血管内皮腫は毛細血管内皮細胞の増殖が著しいもの、海綿状血管腫は内面を一層の内皮細胞で被われた著しく拡張した血管からなるもの、静脈性血管腫は血管壁に平滑筋層を有する静脈性の血管からなるもの、蔓状血管腫は動脈と静脈からなるものである。主に見られるものは毛細血管腫と海綿状血管腫である。

表29-1 血管腫の組織学的分類

毛細血管腫
良性血管内皮腫
海綿状血管腫
静脈性血管腫
蔓状血管腫

血管腫の対処法：進行性に増大することは少ないので、経過観察のみの場合もあります。

血管腫の基本的治療法は、外科的切除である。外科療法は、通常、メスや電気メスを用いて切除術 **→ NOTE 20** を行うが、電気メスによる焼灼法、凍結外科、梱包療法、血管栓塞法など切除術以外の方法もある。

顎骨の血管腫は、顎切除術が適応である。

出血の危険性がなければ経過観察のみの選択でよい。

高齢者では舌深静脈の拡張 **→ NOTE 23** がしばしば見られるが、これは血管腫とは異なる。

CHECK 4　血管腫の位置づけ

口腔領域に発生する腫瘍の特徴は、歯に関連する組織から発生する腫瘍が存在することである。これを「歯原性腫瘍」と呼んでいる。歯原性腫瘍は、主に顎骨に発生するため、粘膜病変を記述する本書では詳しく触れていないが、口腔領域で重要な疾患である。

表29-2は、体のどの部位にも発生する一般的な腫瘍（歯科では「非歯原性腫瘍」と呼んでいる）であるが、顎口腔領域においても発生する可能性がある。

口腔領域で多いものは線維腫 **→ SECTION 25**、乳頭腫 **→ SECTION 28**、血管腫 **→ SECTION 29**、唾液腺腫瘍 **→ SECTION 30** などである。

表29-2 主な良性腫瘍

上皮性腫瘍	非上皮性腫瘍
乳頭腫	線維腫
腺腫	粘液腫
	黄色腫
	脂肪腫
	筋腫
	神経鞘腫
	神経線維腫
	血管腫
	リンパ管腫
	軟骨腫
	骨腫

Ⅰ. 治療を要するもの
1-2 急がないが専門的に治療する病変 　①歯科での診療が必要

SECTION 30　多形腺腫（たけいせんしゅ）

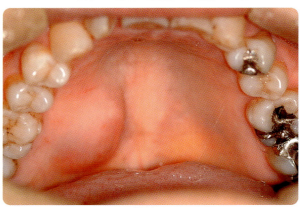

図30-1

多形腺腫
- 右側口蓋の腫瘤状病変
- 無痛性で弾性軟
- 表面は平滑で正常粘膜色

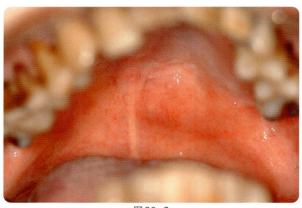

図30-2

多形腺腫
- 左側口蓋の腫瘤状病変
- 無痛性で弾性軟
- 表面は平滑で正常粘膜色
- 境界は比較的明瞭

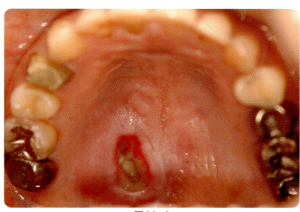

図30-3

壊死性唾液腺化生

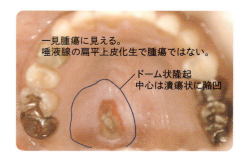

一見腫瘍に見える。
唾液腺の扁平上皮化生で腫瘍ではない。

ドーム状隆起
中心は潰瘍状に陥凹

多形腺腫とは：唾液腺組織から発生する良性の腫瘍です。

「多形腺腫」（pleomorphic adenoma）は、組織的に上皮系と間葉系に類似する組織が混在するので、「多形」と呼ばれる。腺管状・充実性・胞巣状構造を呈する上皮細胞の増殖に、粘液腫様および軟骨様組織が混在する。どこの唾液腺（表30-1）でも発生する可能性があるが、口腔では口蓋腺から発生するものが多い。

表30-1　唾液腺の種類

大唾液腺	小唾液腺	
耳下腺	口唇腺	後舌腺
顎下腺	頬腺	臼後腺
舌下腺	前舌腺	口蓋腺

多形腺腫の臨床所見：口蓋の隆起性の病変は、まず多形腺腫を疑います。

多形腺腫は、耳下腺と口蓋腺に好発する。

多形腺腫の発育は緩慢で、浸潤性はない。口蓋の無痛性の半球状隆起として見られ、周囲組織との境界は明瞭である。腫瘤の硬さは、組織成分によって異なり、上皮成分に富んだものや軟骨様組織を含むものは硬く、粘液腫様成分の多いものは軟らかい。

腫瘍の表面の粘膜は、通常、正常粘膜色で平滑であるが、これは腫瘍が粘膜下組織から出たもので、その腫瘍には被膜があり、腫瘍が粘膜上皮には及んでいないからである。時に、上皮が潰瘍状になることがあるが、これは、腫瘍が大きくなると機械的刺激を受けやすくなり、組織の血行障害が生じるためである。

一方、口蓋にも「粘表皮癌」や「腺様嚢胞癌」などの悪性腫瘍が発生する（表30-2）。臨床的に多形腺腫と類似の所見を示すものが多いので、確定診断は病理組織診断によって行われる。生検の適否については少し高度な判断が必要である。

腺様嚢胞癌は神経周囲に浸潤するので、神経症状をともなう場合は腺様嚢胞癌を疑う。

口蓋に発生する隆起性病変には、表30-3のようなものがあり、鑑別を要する。口蓋には唾液腺腫瘍以外の腫瘍も発生するが、唾液腺腫瘍が少なくない。

表30-2　主な唾液腺腫瘍

	上皮性腫瘍
良性	多形腺腫
	ワルチン腫瘍
	基底細胞腺腫
悪性	粘表皮癌
	腺様嚢胞癌
	腺房細胞癌
	多形腺腫由来癌

表30-3　口蓋に見られる主な隆起性の病変

疾患名	SECTION
歯肉癌	3
口蓋膿瘍	18
線維腫	25
エプーリス	26
乳頭腫	28
壊死性唾液腺化生	30*
唾液腺腫瘍	30
口蓋隆起	43
鼻口蓋管嚢胞	**

＊小唾液腺に生じる壊死性・炎症性の唾液腺疾患であり、血液共給の阻害から唾液腺組織の虚血性壊死を生じ、その修復過程で扁平上皮化生が起こるものである。臨床経過は、腫脹→潰瘍形成→自然治癒という経過をたどるものが一般的であり、その過程で、唾液腺の悪性腫瘍のように見えることがある。
＊＊顎骨内に発生する嚢胞であり、臨床所見は口蓋膿瘍に類似しているが正中に発生する。

多形腺腫の対処：外科的に切除します。

口蓋の多形腺腫の切除は、全身麻酔で行われることが多い。多形腺腫は被膜を有する良性腫瘍であるが、被膜から剥離するような摘出術は行わない。外科療法は切除術であり、腫瘍と正常組織の境界から3〜5mmの安全域を設定して、正常組織を含めて切除する →NOTE 20 。

硬口蓋に存在する腫瘍の切除後には骨面が露出することになるが、創は二期治癒 →NOTE 19 とする。軟口蓋に存在する腫瘍の切除後に、傷の縫縮が困難な場合は、大口蓋動脈を栄養血管とする硬口蓋の粘膜骨膜弁を用いて再建する。この場合も硬口蓋部は二期治癒となる。

Ⅰ. 治療を要するもの

1-2 急がないが専門的に治療する病変　①歯科での診療が必要

SECTION 31　粘液嚢胞(ねんえきのうほう)

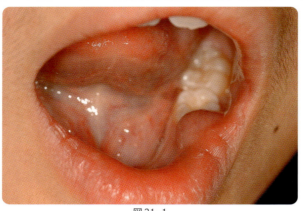

図31-1

粘液嚢胞

- 左側下唇内面の腫瘤
- 無痛性で、軟らかく、波動を触知する
- 表面は平滑で、正常粘膜色であるがごく軽度に青みがかっている

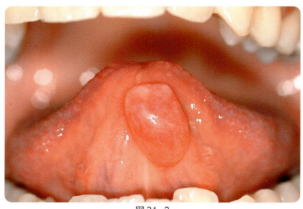

図31-2

ブランダン・ヌーン嚢胞

- 左側舌下面の腫瘤
- 無痛性で、軟らかく、波動を触知する
- 一見すると正中に存在するように見えるが、正中ではなく左右どちらかの唾液腺から発生する

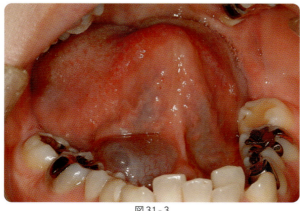

図31-3

ガマ腫

- 右側口底部の腫瘤
- 無痛性で、軟らかく、波動を触知する
- 表面は平滑で、青みがかっている
- 内容物による圧迫で粘膜が薄くなり血管が透けて見えるので青みがかる
- 腫瘤の表面には赤く細い毛細血管が見えている

粘液嚢胞とは：組織内に唾液が溜まり、粘膜に膨らみを作ったものです。

「嚢胞」（cyst）とは、上皮組織に裏装された空洞であり、その空洞には通常、液状物などが入っている。中には、上皮の裏打ちのない嚢胞類似疾患も見られるが、これも嚢胞として一緒に扱われる。

口腔領域の嚢胞は、「顎骨に発生する嚢胞」と、「軟組織に発生する嚢胞」に大きく分けられるが（表31-1）、「粘液嚢胞」（mucous cyst）は、もっとも頻度の高い軟組織嚢胞である。

粘液嚢胞は、組織に唾液が貯留したものである。下唇に好発し、これは「粘液瘤」（mucocele）と呼ばれることもある。発生する部位によって「ブランディン（ブランダン）・ヌーン嚢胞（Blandin-Nuhn cyst）」や「ガマ腫」（ranula）など特別の名前で呼ばれるものがある。舌の先端の下面には前舌腺という小唾液腺がある。この前舌腺は、「ブランダン腺」や「ヌーン腺」と呼ばれており、前舌腺由来の粘液嚢胞を「ブランダン・ヌーン嚢胞」という。ガマ腫は、舌下腺由来の粘液嚢胞である。ガマ腫は、一般的には右側または左側の片側だけにできるが、

舌の付け根の部分が腫れて、舌が押し上げられて、外から見るとガマガエルの喉によく似ていることからその名がついたという。

表31-1　口腔領域の嚢胞ならびに嚢胞類似疾患
2017年 WHO分類[1, 5]を参考に作成

顎骨に発生する嚢胞	軟組織に発生する嚢胞
歯根嚢胞	粘液嚢胞
炎症性傍側性嚢胞	類皮・類表皮嚢胞
含歯性嚢胞	鰓嚢胞
歯原性角化嚢胞	甲状舌管嚢胞
鼻口蓋管嚢胞	鼻歯槽嚢胞
腺性歯原性嚢胞	萌出嚢胞
石灰化歯原性嚢胞	
正角化性歯原性嚢胞	
単純性骨嚢胞	
動脈瘤様骨嚢胞	
術後性頬部嚢胞	
静止性骨空洞	

粘液嚢胞の種類：停滞型と溢出型の2つのタイプがありますが、ほとんどが溢出型です。

病理組織学的に2つのタイプがある。「停滞型」（retention type）は、内面を上皮で被われた明瞭な嚢胞腔を有するもので、その成り立ちは、導管の閉塞によって唾液が停滞して導管が拡張され生じると考えられているものである。

「溢出型」（extravasation type）は、導管の損傷によって、周囲の組織に唾液が流出し、その唾液を取り囲んで肉芽組織が増殖する。これが次第に線維化して、嚢胞状になる。

粘液嚢胞の臨床所見：粘液嚢胞は、粘膜のすぐ下にできる軟らかい半球状の膨らみであり、透き通った淡い青紫色をしています。

腫脹は軟らかく「波動」を触知する。何度もつぶれたりできたりを繰り返したものでは、表面が白くなっている。

粘液嚢胞の原因は、唾液腺を誤って噛んでしまうことや、とがった歯（生えたばかりの上顎前歯部永久歯）や歯列矯正装置による唾液腺の損傷が原因である。口唇を噛む癖、爪を噛む癖、指しゃぶりなどの悪習癖が原因に

なる可能性もある。若年者に好発する。

もっとも多い発生部位は下唇で、舌、口腔底、頬粘膜にも発生するが、上唇には少ない。上唇の腫瘤性病変は腫瘍を疑う。粘液嚢胞が下唇に多いのは、歯によって損傷を受けやすいからである。粘液嚢胞は、正中部分よりも左右のどちらかによったところに発生する。

粘液嚢胞の治療法：粘液嚢胞には外科療法を行います。

粘液嚢胞は、自然に消失することもあるが、原則的に　｜　は、外科療法が適応である　→ NOTE 22 。

Ⅰ. 治療を要するもの

1-2 急がないが専門的に治療する病変　①歯科での診療が必要

SECTION 32　唾石症

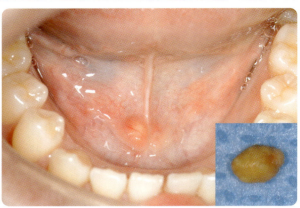

図32-1

唾石症
- 右側舌下小丘部の唾石
- 黄色に唾石が透けて見える
- 局所麻酔も不要で摘出が可能

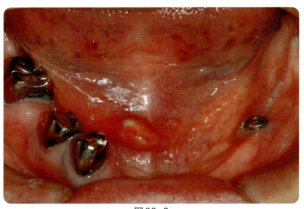

図32-2

唾石症
- 右側口底炎
- 舌下小丘部の発赤と腫脹
- 開口部の唾石により唾液の流出障害が生じ、上行性化膿性炎を引き起こした

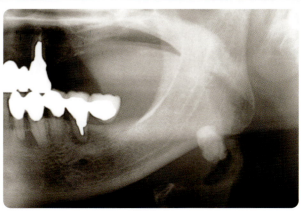

図32-3

唾石症
- パノラマエックス線写真
- 下顎下縁に存在する不透過像
- 左側顎下腺の腺体と導管の移行部付近の唾石

唾石症とは：唾液腺に結石が形成される疾患です。

「唾石」（sialolith）とは、大唾液腺と小唾液腺の導管内や腺体内自体にできる石灰化物である。リン酸カルシウム、炭酸カルシウムが主な構成成分である。唾石が形成されている状態を唾石症（sialolithiasis）という。

顎下腺の導管は太くて唾液が停滞しやすく、顎下腺唾液はムチンを多く含むため、顎下腺導管に唾石が好発する。

唾石症の臨床所見：唾液腺の痛みと腫れです。

無症状の場合もある。症状が出るのは、導管の閉塞による唾液流出の阻害と細菌感染が原因である。

唾石が一定の大きさになると、唾石の存在部位によっては、導管を閉塞する。閉塞すると唾液の流出が妨げられる。流出が妨げられると、腺体内に唾液が停留して、組織が圧迫されるため疼痛が生じる。食事時は唾液分泌量が増加するので、食事のときに急激に強い疼痛が生じ

る。これを「唾疝痛」という。同時に腺体が腫脹する。

導管の閉塞が慢性的に続くと、通常は唾液の流出によって防いでいた口腔常在菌の導管への侵入を容易にする。細菌が逆行性に唾液腺の導管や腺体に侵入すると、上行性の化膿性唾液腺炎 →SECTION 19 を引き起こす。また、顎下腺管のワルトン（Wharton）管内の化膿性炎が周囲に波及したときには口底炎を生じる（図32-2）。

唾石症の診断：触診とエックス線写真で診断します。

唾液腺導管開口部の表在性の唾石は視診で確認できる。

顎下腺唾石の触診は双手診（bimanual palpation）によって行う。双手診は、口腔外のオトガイ部から顎下部に片方の手指を置き、顎下部を口腔側へ押し上げながら、もう一方の人さし指で口底を触診する。ワルトン管の開口部（舌下小丘部）から後方の顎下腺体まで、指を動かしながら触診を進める。

双手診で唾液の存在と位置を確認して、エックス線写

真撮影を行い診断する。導管と腺体の移行部や腺体内は触診が不可能なので、エックス線写真で確認する。

エックス線写真は、咬合法、パノラマエックス線写真、唾液腺造影法、CTなどが有用である。無症状で経過して、歯科治療時のパノラマエックス線写真でたまたま発見されるということもある。

初期には、小さすぎるかあるいは十分に石灰化していないため、触知できず、エックス線で描出できないことがあるので、注意が必要である。

唾石症の治療：基本は唾石の摘出です。

自然排出が見込めず、炎症を繰り返す場合は、手術の適応である。顎下腺唾石は、導管内の唾石で触診によって容易に触知できる場合は、局所麻酔下での摘出が行われる。導管内の唾石でも顎舌骨筋後方に位置する唾石は、口腔内からアプローチする場合も侵襲が大きいので全身麻酔が必要である。導管と腺体の移行部や腺体内の唾石は、顎下部皮膚からのアプローチで、顎下腺ととも

に摘出するのが一般的である。耳下腺唾石も、唾石の存在する位置によって、アプローチ方法が選択されるが、全身麻酔下で行われる。手術侵襲を避けるために、内視鏡下に摘出を行う施設もあるが、必ずしも一般的に行われているわけではない。小唾液腺の唾石は、唾液腺とともに切除する。

Ⅰ. 治療を要するもの

1-2 急がないが専門的に治療する病変　　②医科での診療も必要

SECTION 33　天疱瘡・類天疱瘡

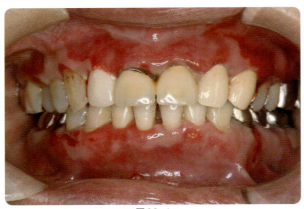

図33-1

類天疱瘡

- 辺縁歯肉、付着歯肉、歯槽粘膜の発赤
- 発赤部は上皮が剥がれやすい状態
- 下顎小臼歯部粘膜は易出血性
- 皮膚病変の後に口腔病変が出現した

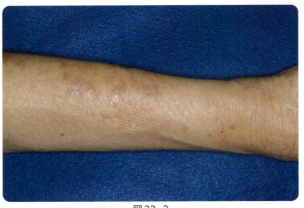

図33-2

図33-1と同症例の皮膚所見

- 前腕後面の皮膚
- 皮膚科で類天疱瘡と診断され治療を受けた

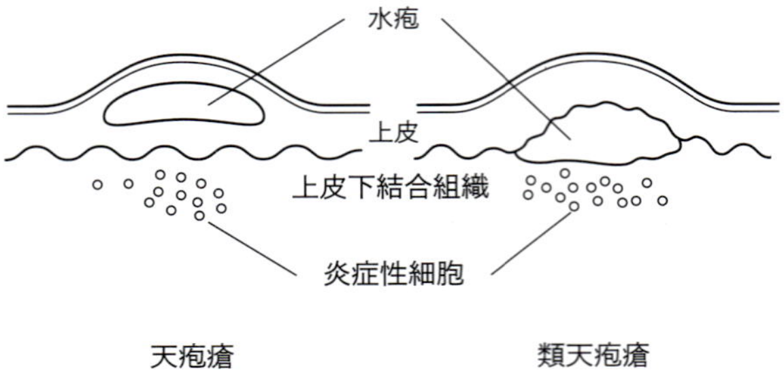

天疱瘡と類天疱瘡の違い

- 天疱瘡は上皮内に水疱が形成され、類天疱瘡は上皮下に水疱が形成される

図33-3

天疱瘡とは：皮膚や粘膜の上皮成分を抗体が攻撃し、上皮内に水疱を形成するものです。

「天疱瘡」(pemphigus) とは、皮膚や粘膜の重層扁平上皮において、表皮細胞間物質のデスモグレイン1（Dsg1）やデスモグレイン3（Dsg3）に対する自己抗体ができ、この抗体が自己抗原に反応して上皮を破壊するものである。すなわち自己免疫疾患である →NOTE 24 。

類天疱瘡とは：皮膚や粘膜の上皮成分を抗体が攻撃し、上皮下に水疱を形成するものです。

「類天疱瘡」(pemphigoid) とは、皮膚や粘膜の重層扁平上皮の基底膜部にあるヘミデスモソームの構成成分（BP180とBP230※）に対する自己抗体ができ、これが自己抗原に結合して上皮を破壊するものである。

※BPは水疱性類天疱瘡 (bullous pemphigoid) の頭文字。

天疱瘡・類天疱瘡の臨床所見：水疱が破れてびらんや潰瘍に見えます。

病変の出現部位は、口唇粘膜、頬粘膜、舌を含め、口腔粘膜のどの部位にも出現する可能性があり、病変は多発する。

粘膜の水疱性病変は、天疱瘡や類天疱瘡とウイルス性疾患である。天疱瘡や類天疱瘡の水疱は比較的大きいので、破れて形成された潰瘍面は広い。このため、天疱瘡の潰瘍は、どちらかといえば壊死性潰瘍性歯肉口内炎 →SECTION 17 に類似している。一方、ウイルス性疾患の水疱は小さいので、これが破れたときには、アフタ性潰瘍 →SECTION 40 のように見えることが多い。

「ニコルスキー現象」(Nikolsky's sign) は診断の一助になるもので、一見正常に見える粘膜を擦ると、容易に粘膜上皮が剥がれ、びらんが出現する現象をいう。

天疱瘡と類天疱瘡の検査：皮膚や粘膜を顕微鏡で観察する生検、抗体を調べる血液検査が有用です。

生検組織において、水疱形成部位が病理組織学的に確認できるため、天疱瘡か類天疱瘡かの確定診断ができる。また、組織切片を蛍光抗体法で染色すると、天疱瘡では、「粘膜の表皮細胞間にIgG自己抗体」を認め、類天疱瘡では、「表皮基底膜部にIgG自己抗体」を認める。

血液検査で抗Dsg1、抗Dsg3、抗BP180などの自己抗体を調べる。

天疱瘡と類天疱瘡の治療：ステロイド性抗炎症薬の内服が治療の中心です。

内科や皮膚科などの専門の施設で精査してもらう。

治療法は、ステロイド性抗炎症薬、免疫抑制薬、血漿交換療法、栄養補液などである。ステロイド性抗炎症薬内服の投与法例に以下のようなものがある。尋常性天疱瘡では、プレドニゾロン40〜80mg／日（1.0mg/kg/日）、軽症例では20〜40mg／日を使用し、水疱の新生を認めなくなった時点で、ステロイド性抗炎症薬内服の量を減量する。重症例では、ステロイド性抗炎症薬を多量に注射するステロイドパルス療法も行われる[19]。口腔粘膜の類天疱瘡では、ステロイド性抗炎症薬含有軟膏（アフタゾロン®口腔用軟膏など）による局所療法で効果がない場合に、プレドニゾロン20〜40mg／日を行う。

免疫能を抑制しない治療法の大量ガンマグロブリン静注療法が有効との報告もある。

Ⅰ. 治療を要するもの

1-2 急がないが専門的に治療する病変　　②医科での診療も必要

SECTION 34　シェーグレン症候群

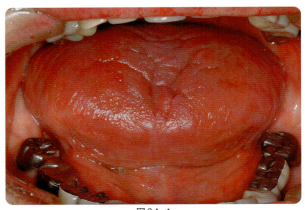

図34-1

シェーグレン症候群

- 口腔粘膜全体の乾燥
- 顎下腺の開口部がある口底部にも乾燥がある
- 舌背の発赤と舌乳頭萎縮を認める
- 口腔粘膜全体の粘膜の萎縮と発赤がある

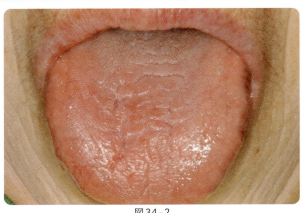

図34-2

シェーグレン症候群

- 口唇・口腔粘膜の乾燥
- 舌乳頭の一部消失、一部萎縮
- 舌乳頭萎縮は舌の後方より前方の方が強い
- 舌前方の動きは後方より大きいので潤滑作用の低下のための粘膜の摩耗が生じやすい

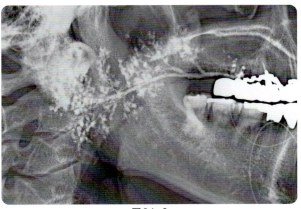

図34-3

シェーグレン症候群の耳下腺造影像

- シェーグレン症候群に特徴的な点状陰影を認める

シェーグレン症候群とは：全身性の慢性炎症性疾患であり、主に唾液腺や涙腺などの外分泌腺の破壊が生じます。

「シェーグレン症候群」（Sjögren's syndrome）は、慢性関節リウマチ、エリテマトーデス、強皮症 **→ NOTE 26** などの膠原病に合併する二次性（続発性）シェーグレン症候群と、これらの合併のない一次性（原発性）シェーグレン症候群に大別される。さらに、一次性シェーグレン症候群は涙腺、唾液腺などの腺症状のみの「腺型」と、腺以外の臓器に病変が見られる「腺外型」に分けられる。

腺以外の疾患には、関節炎、間質性肺炎、間質性腎炎、悪性リンパ腫などがある。

シェーグレン症候群の自覚症状：ドライマウス、ドライアイに代表される乾燥症状です。

目の乾燥症状は、目が疲れやすい、涙が出ない、目がかゆい、光がまぶしい、目がゴロゴロする、本を読むのがつらいなどである。

口の乾燥症状は、口が乾く、水がないと食事が摂れない、味がわからない、口の中が痛い、会話が困難などである。

シェーグレン症候群の他覚所見：唾液分泌が低下するため、口腔粘膜表面の乾燥とともに、舌乳頭萎縮、舌の亀裂、口角びらんなどが見られます。

シェーグレン症候群に特異的な口腔粘膜の徴候があるわけではない。シェーグレン症候群に罹患して唾液分泌能が低下した結果として、口腔の乾燥所見、舌乳頭萎縮、舌の亀裂、口角びらんなどの口腔粘膜における非特異的な徴候が出現する。

シェーグレン症候群の診断には、厚生労働省の診断基準[20]などが用いられている **→ NOTE 25** 。

手指にレイノー現象 **→ NOTE 26** が見られる場合もある。

シェーグレン症候群への対処：口腔乾燥症への治療は、唾液分泌促進薬投与などです。

シェーグレン症候群は、唾液腺の変化だけではなく、全身にさまざまな病気が合併する可能性が高いので、眼科や内科など専門の施設で精査してもらう必要がある。口腔乾燥に対する対処は以下のようなものがある。

1）唾液分泌促進薬（コリン作動薬）

セビメリン塩酸塩水和物（サリグレン®カプセル、エボザック®カプセル）とピロカルピン塩酸塩（サラジェン®）は、シェーグレン症候群患者の口腔乾燥症状に対して適応があるコリン作動薬である **→ APPENDIX** 。唾液腺のムスカリン受容体（M3）を刺激することによって唾液分泌を促進させる。

2）口腔粘膜の保湿

①保湿剤

保湿ジェル（バイオティーン®オーラルバランス®ジェル、ペプチサル®ジェントルマウスジェルなど）、保湿剤配合の洗口液（バインティーン®マウスウォッシュ、ペプチサル®ジェントルマウスウォッシュ、オラコンティ®）

②人工唾液（サリベート®エアゾール）など **→ APPENDIX**

③保湿装置

3）口腔乾燥に併発する疾患への対処

①口腔カンジダ症 **→ SECTION11〜16**

②上行性化膿症唾液腺炎 **→ SECTION 19**

I. 治療を要するもの

1-2 急がないが専門的に治療する病変　②医科での診療も必要

SECTION 35　全身性強皮症（ぜんしんせいきょうひしょう）

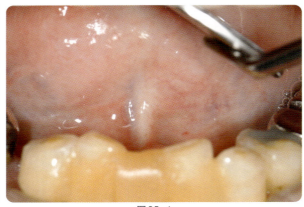

図35-1

舌小帯強直症

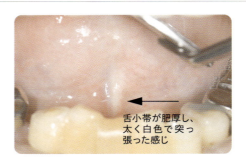

舌小帯が肥厚し、太く白色で突っ張った感じ

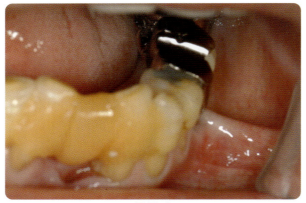

図35-2

頬小帯強直

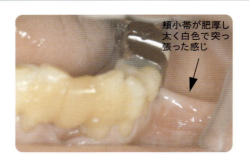

頬小帯が肥厚し太く白色で突っ張った感じ

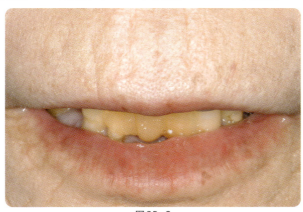

図35-3

口唇周囲の放射状の皺

- 皮膚に放射状に皺が形成されている

全身性強皮症とは：皮膚や内臓が硬化する慢性疾患です。

「強皮症」(scleroderma)は、種々の内臓疾患を合併する「全身性強皮症」(systemic sclerosis)と、他臓器に病変を来たさない「限局性強皮症」(localized scleroderma)に大別される。全身性強皮症は膠原病である。

膠原病とは：病名ではなく、いくつかの疾患をまとめた病気の概念です。

「膠原病」(collagen disease)とは、結合組織と血管を病変の首座とし、自己抗体を高頻度にともなう多臓器性の慢性難治性疾患である[21]。「自己免疫疾患」(autoimmune disease)は、全身性の自己免疫疾患と、臓器特異的な自己免疫疾患に分けられるが、膠原病は全身自己免疫疾患である。

全身性自己免疫疾患には、関節リウマチ、全身性エリテマトーデス(SLE)、全身性強皮症、皮膚筋炎/多発性筋炎、結節性多発性動脈周囲炎、混合性結合組織病、シェーグレン症候群 →SECTION 34 などがある。シェーグレン症候群は、唾液腺と涙腺が主な標的臓器であるが、全身的な腺外病変を認めることが少なくないため、全身性自己免疫疾患に位置づけられている。

臓器特異的自己免疫疾患には、原発性胆汁性胆管炎、バセドウ病、橋本病、天疱瘡・類天疱瘡 →SECTION 33、溶血性貧血、特発性血小板減少性紫斑病 →SECTION 38 などがある。

全身性強皮症の臨床所見：皮膚の硬化が特徴です。

全身性強皮症においては皮膚硬化がもっとも重要な所見である（表35-1）。「強指症」(sclerodactylia)は手指に限局した皮膚の硬化である →NOTE 26。手指には、指尖陥凹性瘢痕や手指短縮（図35-4）が起こることもある。これに対して、手指、足趾よりも中枢側の皮膚硬化を「近位皮膚硬化」という[21]。近位皮膚硬化は全身性強皮症の特徴的所見である。

表35-1　全身性強皮症の臨床所見

レイノー症状	胃食道逆流症
皮膚硬化	強皮症腎クリーゼ
手指短縮	舌小帯強直
指尖部潰瘍	開口障害
手指の屈曲拘縮	関節炎
肺線維症	

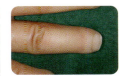

図35-4　手指短縮

全身性強皮症の口腔所見：舌小帯強直が生じることが少なくありません。

「舌小帯強直症」(ankyloglossia；舌小帯短縮症) →NOTE 27 は、舌小帯が短いために舌尖の動きが制限される状態であり、先天的なものである。全身性強皮症の病変の1つとしても舌小帯強直は認められるが、強皮症の小帯強直は、小帯が短いだけでなく、肥厚して太く、そのため白色を呈する（図35-1、2）。舌小帯強直（短縮）は、以前の全身性強皮症の診断基準では小基準の1項目として採用されていた[21]。

全身性強皮症において小帯強直の他に見られる口腔領域の変化は、顔面の皮膚硬化による口唇から周囲にかけての放射状の皺（図35-3）と、顔面の皮膚硬化による開口障害である。中には皮膚硬化によって顎骨が吸収する場合もある[22]。

Ⅰ.治療を要するもの

1-2 急がないが専門的に治療する病変　②医科での診療も必要

SECTION 36　萎縮性舌炎

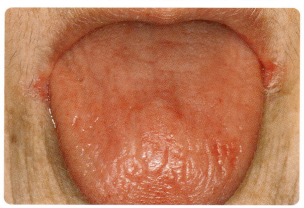

図36-1

鉄欠乏による萎縮性舌炎

- 鉄欠乏性貧血
- 舌乳頭が消失し平滑舌になっている
- 口角びらんを認める

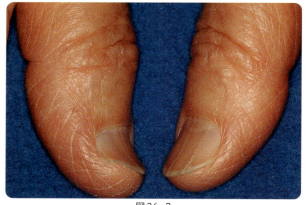

図36-2

図36-1と同症例のスプーンネイル

- 鉄欠乏のための爪の変化
- スプーンのような形になっている

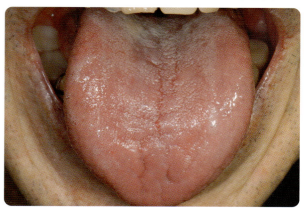

図36-3

ハンター舌炎　胃切除後の貧血

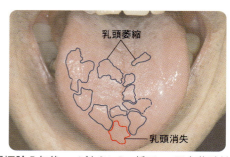

- 胃切除5年後　● ビタミンB_{12}低下　● 巨赤芽球性貧血

プラマービンソン症候群とは：鉄欠乏貧血において嚥下困難が生じる病気です。

鉄欠乏性貧血 →NOTE 28 において、舌炎や口角炎が生じ、また食道粘膜の異常による嚥下困難が見られるこ

とがあり、これを「プラマービンソン症候群」(Plummer-Vinson syndrome) と呼んでいる。

鉄欠乏性貧血の臨床所見：舌乳頭の萎縮が特徴です。

鉄欠乏性貧血の4割に舌乳頭萎縮があるという報告がある。また、口角炎の発生率も高い。

「舌乳頭萎縮」(atrophy of tongue papillae) とは、舌背に存在する舌乳頭 →BASIC 2 が小さくなったり消失したりすることであり、舌乳頭が完全に消失した状態を「平滑舌」(bald tongue, smooth tongue) と呼んでいる。舌乳頭萎縮には疼痛をともなうことが多い。咽頭や食道の粘膜萎縮があると、嚥下時の疼痛のため嚥下困難が生じる。

「スプーンネイル」(匙状爪；spoon nail) とは、爪が薄

く平坦になったり、スプーン状に反り返ったりする状態である。鉄は細胞増殖には不可欠な成分であり、これが不足すると、貧血だけでなく人体の至る所に支障を来す。特に、細胞増殖の速い爪や粘膜に症状が現れやすい。プラマービンソン症候群やスプーンネイルは、貧血が原因というよりは鉄欠乏が原因であり、鉄欠乏症の徴候である。

スプーンネイルの他に全身疾患が関連する指の変化はさまざまなものがある →NOTE 26 。

プラマービンソン症候群への対処：鉄欠乏性貧血の治療と口腔のケアを行います。

貧血の治療は内科で行ってもらい、舌炎に対するケアは歯科・口腔外科で行う。

鉄剤の内服薬は、硫酸鉄（フェロ・グラデュメット®）とクエン酸第一鉄ナトリウム（フェロミア®）がある。緑茶やコーヒー、紅茶に含まれるタンニンは、鉄分の吸

収を阻害するはたらきがあるので、鉄剤を服用するときには、お茶やコーヒーではなく、水、あるいは、ほうじ茶やウーロン茶を用いなくてはならない。

舌炎に対しては、抗炎症効果が期待できるアズレンスルホン酸ナトリウムの含嗽剤が適応である。

ハンター舌炎とは：ビタミンB$_{12}$欠乏性貧血で生じる舌乳頭萎縮です。

「ハンター舌炎」(Hunter's glossitis) は、悪性貧血に関連した「萎縮性舌炎」(atrophic glossitis) として報告された疾患である。悪性貧血は、自己免疫性の慢性萎縮性胃炎によるビタミンB$_{12}$の吸収障害が本体であり、それ

によって巨赤芽球性貧血が発生する。

現在では、悪性貧血の他、胃切除が原因のものも含めて、ビタミンB$_{12}$欠乏性貧血で生じる舌乳頭萎縮を、広義にハンター舌炎ということが多い。

ハンター舌炎への対処：ビタミンB$_{12}$製剤を投与します。

ビタミンB$_{12}$欠乏性の貧血による萎縮性舌炎は、注射剤のビタミンB$_{12}$が適応であるが、内服薬 ［メコバラミ

ン（メチコバール®錠、メコバラシンなど）］ による改善も認められる。

Ⅰ. 治療を要するもの

1-2 急がないが専門的に治療する病変　　②医科での診療も必要

SECTION 37　色素沈着・アミロイドーシス

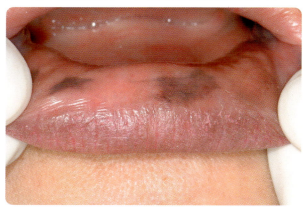

図37-1

色素沈着

- 下唇内面の黒色斑
- 隆起は認めない

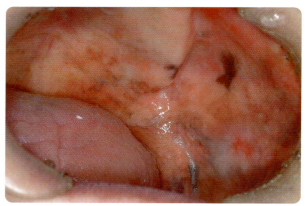

図37-2

図37-1と同症例の頰粘膜の所見

- 色素沈着が頰粘膜、下顎歯肉、上顎歯肉、口蓋に見られる
- 頰粘膜の発赤と白斑は口腔扁平苔癬
- 炎症でメラノサイトが活性化された可能性が考えられる

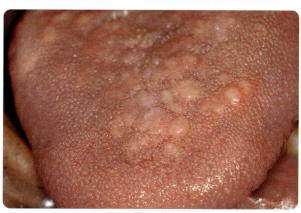

図37-3

舌アミロイドーシス

- 舌表面が凹凸不正
- 隆起している部分は黄色である

色素沈着とは：口腔粘膜の色素沈着はほとんど問題ないものですが、全身疾患に関連するものもあります。

口腔粘膜に「色素沈着」（pigmentation）を起こす原因は、内因性と外来性に分けられる。内因性の物質にはメラニン、ヘモジデリン（ヘモグロビンの鉄に由来するもの）、胆汁色素などがあるが多くはメラニンである。外来性の物質としては歯科用金属が多い。

1）生理的色素沈着
メラニンによる色素沈着（melanin pigmentation）であり、歯肉によく見られるが、頬粘膜、舌、口唇などにも多い。加齢によって増加するものもある。

2）色素性母斑
色素性母斑（pigmented nevus）は、ほくろのようなもので、境界明瞭な類円形の腫瘍性の病変（過誤腫 →SECTION 29）である（図37-4）。稀に悪性黒色腫に転化するものがあるので臨床的に重要である。必要なときには切除生検を行う。

3）歯科用金属による色素沈着
歯科の充填物の金属片の移入や金属の組織への溶出によって着色するものである。アマルガムの移入を「amalgam tattoo」という。

4）全身疾患にともなう色素沈着
①アジソン病（Addison's disease）
副腎皮質ホルモンが低下するので、下垂体から副腎皮質刺激ホルモンとメラニン刺激ホルモン分泌が増加するために起こる。皮膚の色素沈着をともなう。

②ポイツ・イェガース（ジェガース）症候群（Peutz-Jeghers syndrome）
遺伝子疾患で、消化管のポリポージス、手足の色素斑をともなう。

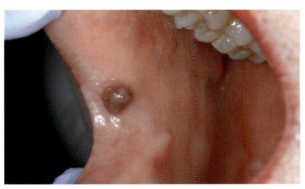

図37-4　色素性母斑

色素沈着への対処：全身疾患にともなうものがあるので専門医への受診も必要です。

生理的色素沈着と歯科用金属由来のものは経過観察、色素性母斑は切除術と経過観察、全身疾患にともなうものは専門医での治療を行う。生理的色素沈着をレーザーなどで治療しようという試みも行われているが、必ずしも確立された方法ではない。

アミロイドーシスとは：アミロイドというタンパク質が沈着する疾患です。

「アミロイドーシス」（amyloidosis）は、アミロイドタンパクが全身性あるいは局所性に細胞外に沈着する。全身性アミロイドーシスと限局性アミロイドーシスに分けられる。

全身性アミロイドーシスには、免疫グロブリン性アミロイドーシス、透析アミロイドーシス（図37-3）、家族性アミロイドポリニューロパチー、老人性全身性アミロイドーシスなどがある。限局性アミロイドーシスにはアルツハイマー病、プリオン病などがある。多発性骨髄腫は、免疫グロブリン性で、その5〜10％にアミロイドーシスが合併する。血液検査では血清中Mタンパク、尿検査では尿中ベンス・ジョーンズタンパクが重要な手がかりとなる。

口腔のアミロイドーシスは舌に見られる。表層のものは黄色く見えることがある。舌の腫大や舌表面の凹凸不正が見られアミロイドーシスが疑われたら、心、腎、皮膚など全身の精査のために医科を受診しなければならない。

血液透析によるアミロイドーシスに、透析膜の改良によって発生頻度が低くなっているという[23]。

Ⅰ. 治療を要するもの

1-2 急がないが専門的に治療する病変　　②医科での診療も必要

SECTION 38　特発性血小板減少性紫斑病

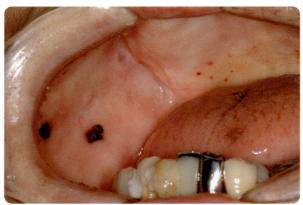

図38-1

特発性血小板減少性紫斑病

- 口蓋と右側頬粘膜に紫斑を認める
- 口蓋は鮮紅色、頬粘膜は暗紫色である
- 紫斑は押しても色が消退せず、この点が血管腫と異なる
- 舌背に血液を認める

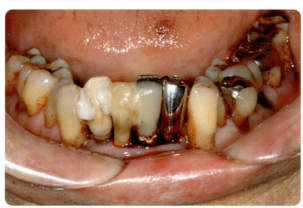

図38-2

図38-1との同症例の歯肉の所見

- 慢性辺縁性歯肉炎があり、軽度の刺激によって辺縁歯肉から出血する
- 検査では血小板数が$1.1 \times 10^4 /\mu L$と著明に減少していた

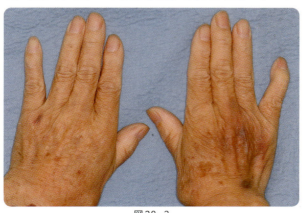

図38-3

図38-1と同症例の手の所見

- 左右の手の甲と手首に紫斑を認める

特発性血小板減少性紫斑病とは：自分の細胞が、自分の血小板を破壊する病気です。

「特発性血小板減少性紫斑病」（idiopathic thrombocy-topenic purpura; ITP）とは、抗血小板自己抗体によって、血小板が破壊され減少する疾患であるが、明らかな基礎疾患や原因薬剤の関与が認められないものである。血小板は、脾臓で破壊されるが、自己抗体ができる原因は不明である。

異常出血は、止血系の異常によることが多く、血管壁の異常、血小板の異常、凝固系因子の異常のどれかが原因となって起こり、出血しやすい状態を「出血傾向」（bleeding tendency）、その素因を「出血性素因」（hemorrhagic diathesis）といっている →NOTE 29 。本疾患は、そのうちの血小板異常に位置づけられる →NOTE 30 。

特発性血小板減少性紫斑病の口腔所見：口腔粘膜に点状の出血斑が見られることがあります。

「紫斑」（purpura）とは出血斑であり、紫斑は押しても色が消退しない →SECTION 29 。小さい出血を「点状出血」（petechiae）といい、これより大きいものを紫斑や「斑状出血（ecchymosis）」という。血液が貯留した状態は「血腫」（hematoma）→NOTE 31 という。特発性血小板減少性紫斑病では、粘膜、皮膚に点状出血や斑状出血が出現することが多いが、慢性辺縁性歯肉炎に対する軽度の刺激によって、辺縁歯肉から出血を見ることもある。口腔以外の徴候として、鼻血、便に血が混じる、黒い便が出る、尿に血が混じる、月経過多などがあり、脳出血が起こることもある。

特発性血小板減少性紫斑病の検査所見：血液検査では、血小板が減少しています。抗血小板抗体が見られることがあります。

血小板減少にともない「出血時間延長」「毛細血管抵抗減弱」などが見られる。一方、プロトロンビン時間（PT）、活性化部分トロンボプラスチン時間（APTT）など凝固系検査は正常である →NOTE 30 。大量出血が起これば、貧血が見られる。

血小板減少の程度と、出血傾向は相関がある。5万/μL以上あれば、簡単な口腔内の観血的処置も可能であるが、2〜3万/μL以下の高度減少になると、自然出血の可能性が出てくる。

特発性血小板減少性紫斑病への対処：出血が見られるときには、局所止血を行います。

出血が止まらないほど高度の血小板減少症があれば、血小板輸血や新鮮血輸血を考える。

特発性血小板減少性紫斑病に対する治療は、ステロイド性抗炎症薬である。ステロイド性抗炎症薬が無効な場合や、副作用のために治療の継続が困難な場合は、外科療法で脾臓を摘出することもある。また、アザチオプリンやシクロホスファミドなどの免疫抑制薬を用いることがある[24]。このような治療は内科で行われるため、専門医への紹介が必要になる。

ガンマグロブリンも有効率は高く、抜歯時に用いたという報告もある。

Ⅰ. 治療を要するもの

1-3 対症療法が中心になる病変

SECTION 39　カタル性口内炎
せいこうないえん

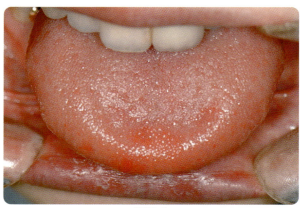

図39-1

カタル性口内炎

- 舌尖の発赤で、組織の破壊はともなっていない

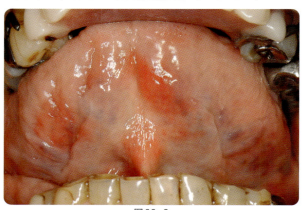

図39-2

カタル性口内炎

- 舌下面の発赤
- 潰瘍やびらんなどのはっきりした組織の欠損はない

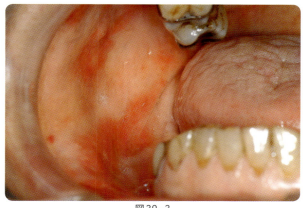

図39-3

カタル性口内炎

- 右側頰粘膜の発赤
- 潰瘍やびらんなどの組織の欠損はない

口内炎とは：口腔粘膜に起こる炎症のことをいいます。

炎症が歯肉に限局していれば歯肉炎、舌に限局していれば舌炎などと、その部位の名称をつけて表す。歯肉以外の口腔粘膜の炎症を「口内炎」(stomatitis)と呼び、歯肉と口腔粘膜の両方に炎症があるときは「歯肉口内炎」(gingivostomatitis)と呼ぶ。また、炎症の状態によって、「カタル性口内炎」「潰瘍性口内炎」「アフタ性口内炎」「壊疽性口内炎」などのタイプに分けることができる。

カタル性口内炎とは：口内炎のタイプの1つであり、症状は比較的軽いです。

口腔粘膜の発赤を主な徴候（肉眼的所見）とするものを「カタル性口内炎」(catarrhal stomatitis)と呼んでいる。粘膜が部分的に赤くなるものや、発赤が点状に散在するものである。自覚症状は、灼熱感や刺激痛である。

カタル性炎は組織の破壊をともなわない粘膜表層の炎症である。

カタル性口内炎の原因は、不適合補綴物、弄舌癖（舌を歯に擦るりつけるような癖）、温熱刺激（食べ物による火傷）などの物理的刺激がある。原因の消退とともに痕跡を残さず治癒する。

なかにカンジダが原因となる紅斑性カンジダ症があるので、診断には塗抹標本の顕微鏡検査 →SECTION 16 は欠かせない。カタル性口内炎で原因が見あたらない場合は、まずカンジダ症のリスクファクターのチェックである →SECTION 13 表 13-1。

カタル性炎とは：粘膜の表面から滲出液が出ている状態です。

滲出性炎は血液成分が血管外に滲出する炎症である。

滲出性炎は滲出物の性状によって、「漿液性炎」「線維素性炎」「化膿性炎」「出血性炎」「壊死性炎」などに分けられる。病理学的に滲出性炎の成分を見ると、漿液性炎は血管からの液性成分の滲出であるが、フィブリノーゲンは含まれない。線維素性炎はフィブリノーゲンを含んでおり線維素（フィブリン）が形成される。粘膜の線維素性炎では、析出した線維素が他の剥離上皮や細菌と一緒になって膜様物を形成することが多く、そのような状態を「偽膜」と呼んでいる。偽膜は、潰瘍 →BASIC 3 にともなって出現することが多い。

「カタル性炎」とは、粘膜の表面からの滲出で、漿液性カタルと膿性カタルがある[25]。漿液性カタルは多量の漿液が滲出するものでアレルギー性鼻炎が典型例である。膿性カタルは好中球を含む膿が粘膜表面から外部に流出する炎症である。この膿性滲出物は「膿漏」と呼ばれる。口腔粘膜でびらんや潰瘍などの組織の実質破壊や偽膜が観察されない場合は、カタル性炎のはずである。漿液性か膿性かを肉眼的に見分けることは必ずしも容易ではないので、組織の実質破壊をともなわない粘膜の発赤は臨床的に「カタル性口内炎」と称することになる。

カタル性口内炎

Ⅰ. 治療を要するもの

1-3 対症療法が中心になる病変

SECTION 40 アフタ性口内炎(せいこうないえん)

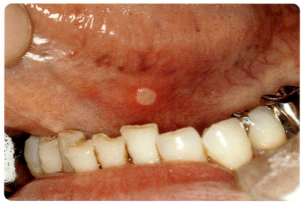

図40-1

孤立性アフタ

- 左側舌下面の円形の境界がはっきりした浅い潰瘍
- 潰瘍面は灰白色の付着物で被われている
- その周囲を薄い発赤が取り囲んでいる状態

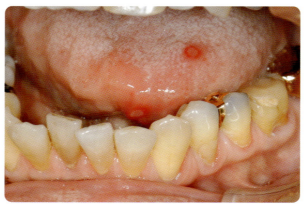

図40-2

孤立性アフタ

- 左側舌背と舌尖の円形の境界がはっきりした浅い潰瘍
- その周囲を発赤(紅暈(こううん))が取り囲んでいる

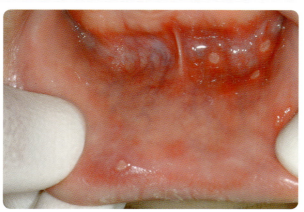

図40-3

慢性再発性アフタ

- 下唇内面と歯肉頬移行部にそれぞれ数個のアフタを認める
- 下唇正中部のアフタは治癒傾向にあるもの
- 歯肉頬移行部のものは新しくできたもの

アフタとは：真ん中が白く周りが赤い状態です。

「アフタ」（aphtha）という言葉は、疾患名ではなく口の中の状態（徴候；sign）を表すものである。口腔粘膜にできる直径が数mmの円形または楕円形の境界がはっきりした浅い潰瘍があり、その周りを幅の狭い赤くなった部分（紅暈）が取り囲んでいる状態である。その潰瘍面は白色ないし灰白色の付着物で被われている。アフタの形の口内炎を「アフタ性口内炎」（aphthous stomatitis）という。

アフタ性口内炎には、1）孤立性アフタ、2）慢性再発性アフタ、3）ベーチェット病、4）ウイルス性、5）外傷性がある。

1）孤立性アフタ（solitary aphtha）

孤立性アフタは、アフタが1〜2個出現して、1週間から10日で自然に治癒するものである。ストレスなどさまざまな素因が推定されているが、原因は不明である。

2）慢性再発性アフタ（recurrent aphtha）

アフタが繰り返し出現する場合、「再発性アフタ」「慢性再発性アフタ」「習慣性アフタ」「再発性アフタ性口内炎」などと呼ばれる。再発の原因は不明であり、再発までの期間も個人により異なる。女性にやや多く、思春期以降に増加する傾向にあるが、高齢者ではあまり見られない。

3）ベーチェット病（Behçet's disease）

全身疾患であり、次の4症候が出現する。口腔内のアフタが初発症状のことが多いというが、口腔内症状を見て他のアフタ性口内炎と鑑別することは困難なため、随伴症状の出現によって診断することになる。

①口腔粘膜の再発性アフタ
②眼のブドウ膜炎
③皮膚の結節性紅斑
④外陰部の潰瘍

4）ウイルス性

疱疹性歯肉口内炎 →SECTION 9 、水痘、帯状疱疹 →SECTION 7 などのウイルス性の水疱性病変はアフタ性口内炎の状態を呈することが多い。水疱は破れて潰瘍となり、これがアフタ性口内炎の様相を呈する。ウイルスが原因だということが明確な場合は、そのウイルス感染の疾患名を用い、はっきりした原因が見当たらない場合は、アフタ性口内炎という徴候名を診断名として用いることになる。

5）外傷性

咬傷で口内炎ができることはよく経験する。特殊なものに「ベドナーアフタ」（Bednar's aphtha）がある。哺乳の際の外傷性変化であり、口蓋に左右対称性にアフタ様病変ができるものをいう。外傷性潰瘍性病変として位置づけられるものである。

孤立性アフタと再発性アフタの対処：そのまま経過を見ていても問題はありません。薬は対症療法です。

1週間から10日、長くても2週間程度で自然に消滅するのが一般的なので、そのまま経過観察のみでも問題はないが、アフタは痛み、特に接触痛があり、この症状を和らげることができれば楽になる。それには、ステロイド性抗炎症薬の貼付剤（アフタッチ®口腔用貼付剤）が適応であるが、軟膏剤（アフタゾロン®口腔用軟膏、オルテクサー®口腔用軟膏など）、噴霧剤（サルコート®カプセル外用）も有用である →APPENDIX 。しかしながら、ステロイド性抗炎症薬は感染性疾患に使用してはならないので、ウイルス性疾患との鑑別が重要である。

Ⅰ. 治療を要するもの
1-3 対症療法が中心になる病変

SECTION 41　ヘルパンギーナ

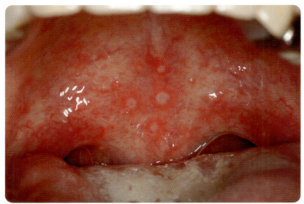
図 41-1

ヘルパンギーナ
- 軟口蓋のアフタ様の口内炎

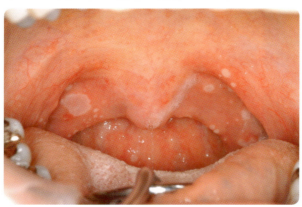
図 41-2

ヘルパンギーナ
- 口蓋舌弓、口蓋咽頭弓の多数の小潰瘍
- 中咽頭にもアフタ様の口内炎が認められる

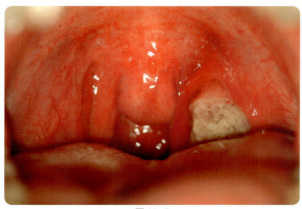
図 41-3

口蓋扁桃炎
- 左側口蓋扁桃炎で表面は壊疽性
- 口蓋扁桃が腫脹して口蓋舌弓が外側に圧排されている
- 細菌が原因の化膿性炎

ヘルパンギーナとは：口腔粘膜の水疱性病変です。

「ヘルパンギーナ」（herpangina）は、口腔粘膜から咽頭に現れる水疱性病変を特徴とする急性ウイルス性炎である。

乳幼児を中心に夏季に流行する。成人発症例もある。

ヘルパンギーナの原因：コクサッキーウイルス感染です。

ヘルパンギーナの大多数はエンテロウイルス属に属するウイルスに起因する。コクサッキーウイルスA群である場合が多いが、コクサッキーウイルスB群やエコーウイルスで発症する場合もある。

エンテロウイルス属は、ピコルナウイルス科に属する多数のRNAウイルスのうちの1つであり、ポリオウイルス、コクサッキーウイルスA群、コクサッキーウイルスB群、エコーウイルス、エンテロウイルスなどが含まれる。

エンテロウイルスは、腸管で増殖するウイルスの総称であるが、体内の別の臓器に感染するとそれぞれに応じた臨床症状を起こす。たとえば、手足口病は口腔粘膜とともに手足の皮膚に病変を形成する。

ヘルパンギーナの臨床所見：口腔後方部のアフタ様の口内炎が特徴です。

軟口蓋、口狭、咽頭など口腔の後方に小水疱を形成する。その小水疱は破れてびらん・潰瘍となる。これがアフタ状 →SECTION 40 を呈する。軟口蓋、咽頭に病変が生じるため、嚥下痛が強く　摂食困難となることがある。

38℃以上の発熱をともなうことが多い。

ヘルパンギーナの治療：対症療法です。

ヘルパンギーナの原因のコクサッキーウイルスに効果のある抗ウイルス薬はない。原因療法がないので、対症療法を行う。発熱、疼痛への対処と、全身状態の改善である。

エンテロウイルスのコクサッキーウイルスA16、エンテロウイルス71による手足口病も、抗ウイルス薬がないので対症療法になる。

嚥下痛が出現する疾患：歯性感染症や扁桃炎があります。

嚥下痛が強く摂食困難となる疾患に、扁桃炎（図41-3）や扁桃周囲炎、歯性感染症から炎症が側咽頭隙や翼突下顎隙に波及した場合などがある。同じ嚥下痛でもさまざまな疾患がある。化膿性炎は、切開・排膿の外科療法と抗菌薬による薬物療法が適応である。

Ⅰ. 治療を要するもの

1-3 対症療法が中心になる病変

SECTION 42 潰瘍性口内炎
（かいようせいこうないえん）

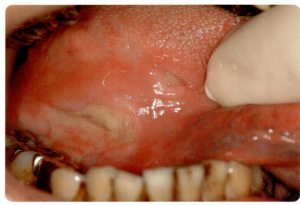

図42-1

潰瘍性口内炎

- 右側舌下面の潰瘍
- 表面に壊死組織と線維素があり黄白色に見える
- 潰瘍の下半分は肉芽形成し治癒過程に入っている
- 潰瘍の周囲に軽度の腫脹はあるものの、癌のような硬結は触知しない

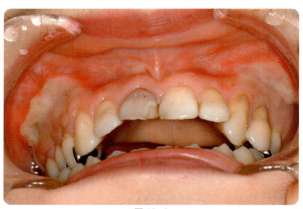

図42-2

潰瘍性口内炎

- 両側の歯肉から歯肉頬移行部に、潰瘍とびらんを認める
- 潰瘍表面は黄白色に見える
- 潰瘍の原因は歯ブラシによるものであった

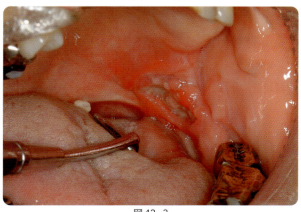

図42-3

大アフタ

- 左側口蓋舌弓の潰瘍
- 潰瘍表面は赤と白が混在しており、潰瘍の周囲には発赤が見られる。この潰瘍が1ヵ月近く続いている状態

潰瘍性口内炎とは：粘膜の実質が欠損する炎症です。

「潰瘍性口内炎」（ulcerative stomatitis）は、口腔粘膜上皮が欠損する潰瘍で、通常は線維素性炎であり、偽膜性口内炎の状態になっていることが多い。したがって肉眼的には、潰瘍形成と潰瘍表面の白色の偽膜形成が特徴的である。アフタ性口内炎 **→SECTION 40** も潰瘍性口内炎の1つであるが、臨床的特徴があるので別に扱われている。また、褥瘡性潰瘍 **→SECTION 22** は、潰瘍性の口内炎ではあるが、発症のメカニズムから別の概念として扱われている。

潰瘍性口内炎の原因は、カタル性口内炎 **→SECTION 39**

の原因と同様に、う蝕を放置してその歯に粘膜が擦れてしまう、舌をもてあそぶような癖によって舌が歯に当たってしまう、熱いものを食べて火傷した、などである。歯周病が原因で口腔粘膜に潰瘍が生じたものは「壊死性潰瘍性歯肉口内炎」 **→SECTION 17** と呼ぶ。

病理学的には、炎症局所において組織の壊死が著しく目立つ場合を「壊死性炎」という。壊死により組織は脱落して潰瘍になる。細菌感染による局所循環不全で壊死に陥った場合も「壊死性炎」という[25]。これも潰瘍になる。一方、壊死組織に菌が感染した場合は「壊疽」という。

大アフタ（メジャーアフタ）とは：通常のアフタ（小アフタ）と比較して非常に大きいものです。

大きさが1～3cm、潰瘍は深いが、外観が小アフタと非常に似ている。

「潰瘍性口内炎」と呼ぶ方がよいのか、「メジャーアフタ」と呼ぶ方がよいのか判断に困ることもあるが、潰瘍の原因がはっきりわからず、治癒に1ヵ月以上かかるよ

うな紅暈をともなう大きな潰瘍を「メジャーアフタ」と呼ぶことが多い。

メジャーアフタは潰瘍の周囲が硬くなっていて、癌 **→SECTION 1～3** に似た所見を呈することがあり、注意を要する。

潰瘍性口内炎の対処法：原因があれば取り除きます。

一過性の物理的刺激によって生じたものが多く、その場合は自然治癒が期待できるので、そのまま経過観察をしておいてよい。

う蝕や義歯の不適合など慢性の機械的刺激が原因の場合は、その原因を除去する必要があるので、専門的な対処が必要である **→SECTION 22**。また、難治性の潰瘍性病変は癌との鑑別が重要であり、専門的な診断が必要なこともある。

薬物療法は、含嗽剤のアズレンスルホン酸ナトリウム

やアズレンスルホン酸ナトリウム・炭酸水素ナトリウムが適応である **→APPENDIX**。これで効果がない場合は、ステロイド性抗炎症薬含有軟膏、ステロイド性抗炎症薬の内服で炎症を抑える。軟膏で傷を覆い保護し刺激を避けることによって、治癒促進を期待する。

潰瘍性口内炎にカンジダが二次感染して難治性になっているものがあるので、診断と治療において真菌検査 **→SECTION 16** は重要である。

Ⅱ. 治療を要さないもの

SECTION 43　外骨症(がいこつしょう)

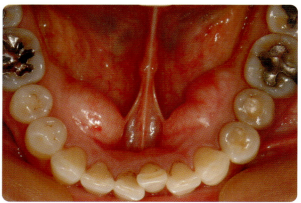

図43-1

下顎隆起

- 下顎骨内側の腫瘤は無痛性で骨様硬
- 半球状の骨の膨隆で、左右に見られる
- 小臼歯部付近に生じることが多い

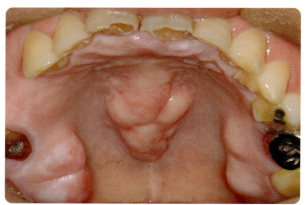

図43-2

口蓋隆起

- 口蓋の腫瘤は無痛性で骨様硬
- 分葉状になっている
- 臼歯の歯槽部は外骨症
- 歯は咬耗が認められる

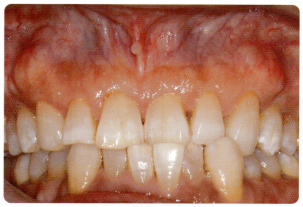

図43-3

歯槽部の外骨症

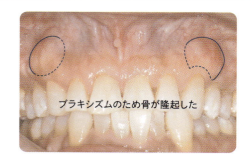

ブラキシズムのため骨が隆起した

外骨症とは：骨の表面から外側に向かって、骨が腫瘤状に増殖したものです。

「骨腫」（osteoma）は、成熟した骨質の増殖からなる腫瘍性病変であるが、顎骨においても、真の腫瘍と考えられるのは稀である。多くは、反応性に増殖したものであって、骨が顎骨の周辺性に増殖した状態が「外骨症」（exostosis）である。これに対応する用語に、「内骨症」（enostosis）がある。内骨症は、骨増生が骨の内部で起こったものであり、皮質骨の内面から海綿骨に向って増殖する。

外骨症のうち、特定の部位にできるものを「骨隆起」と呼んでおり、骨隆起には「下顎隆起」（mandibular torus）と「口蓋隆起」（palatal torus）がある。

下顎隆起とは：下顎の小臼歯部分の舌側にできる骨隆起を下顎隆起といいます。

半球状の骨の膨隆で、多くは左右対称に見られる。左右に1個ずつあることや、複数個のこともあり、その数個が連なったような形で見られることもある。

外骨症の原因は、骨の反応性の増殖である。下顎隆起は、下顎骨がU字型であり、咬合時に下顎骨がたわむような力が加わる。下顎の小臼歯部において、咬合時に特に強い応力が生じるために、この部位に隆起が生じるものと考えられる。

口蓋隆起とは：口蓋の正中部にできる骨隆起が口蓋隆起です。

上顎骨は、正中に骨縫合があり、咬合時に正中に応力がかかりやすいため、この部位に骨隆起が生じると考えられる。

口蓋隆起は、紡錘状または分葉状で、多くは左右対称であるが、稀に片側だけのこともある。

骨隆起以外の外骨症とは：外骨症は歯を支えている歯槽骨にもよくできます。

骨隆起以外の外骨症は、歯ぎしりや噛みしめなどで、ある特定の部位に異常な力が加わることによって生じると考えられる。

「歯槽隆起」（alveolar tubercle）とは歯槽の外壁の歯根に一致した隆起で前歯部で著明である。これは正常の構造であり →BASIC 1 、病名ではない[6]。

外骨症の臨床所見：骨の無痛性の膨隆で、表面の粘膜に異常はありません。

外骨症は、痛みなどの自覚症状はなく、熱いものを食べて火傷したときに口蓋の隆起に気づいたり、歯ブラシの擦過によって歯槽部の外骨症に気づくことがある程度である。

小児期にはほとんど見られず、骨格の発育が進むにつれて、次第に増殖してくる。

骨隆起の対処：病的なものではないので、特に問題がなければ取り除く必要はありません。

義歯製作時に障害となる場合、発声に問題が生じる場合、外骨症表面の粘膜に褥瘡 →SECTION 22 が生じる場合などでは、外科的に除去する。

手術は通常、局所麻酔下で行われる。粘膜に切開を加え、粘膜と骨膜を剥がして粘膜骨膜弁を形成し、増殖した骨を削除する。削除は、骨ノミ、骨やすり、骨バーなどの切削器具を用いて行う。

Ⅱ. 治療を要さないもの

SECTION 44 フォーダイス斑(はん)

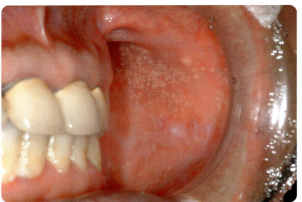

図44-1

フォーダイス斑
- 左側頬粘膜の多数の黄色い点状の丘疹
- 黄色い点状は軽度に隆起している

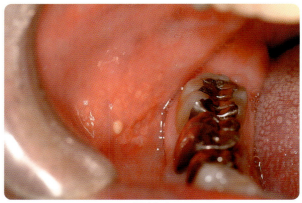

図44-2

フォーダイス斑
- 図44-1と異なり、大きめの黄色の丘疹状隆起が1つあり、その後方には丘状の黄色を認める

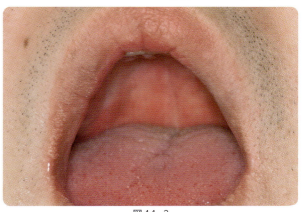

図44-3

フォーダイス斑

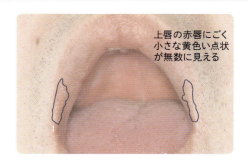

上唇の赤唇にごく小さな黄色い点状が無数に見える

106　口腔粘膜疾患アトラス

フォーダイス斑とは：口腔粘膜の皮脂腺です。

　口腔粘膜には皮脂腺はない。皮脂腺とは、皮膚の毛根部分にあり脂肪分を出す腺のことである。本来なら存在しない粘膜に脂腺があると黄色い点状に見える。これを「フォーダイス斑」（Fordyce spots；フォーダイス顆粒）と呼んでいる。フォーダイス斑は、異所性に皮脂腺が存在するものなので、「異所性脂腺」ともいわれている。新生児期や乳児期には稀で、思春期以降に増加し、発現率や丘疹の数が、年齢とともに増加していく傾向がある。

　口腔粘膜以外に、性器の粘膜にも見られるという[27]。

フォーダイス斑の臨床所見：粟粒くらいの大きさで、やや隆起した黄色の斑点です。

　口腔粘膜に黄色い点状として見え、数個程度しかなくほとんど気づかないものから、多数集簇したものまでさまざまである。頬粘膜の後方に見られるのが一般的であるが、口唇の内側の粘膜、稀に口蓋、歯肉や舌に存在することもある。

　フォーダイス斑は自覚症状がないことがほとんどであり、あるとき、粘膜のざらざら感が気になり始めたということが多い。

治療法：治療の必要性はまったくありません。

CHECK 5　粘膜と皮膚

　口腔は全面を粘膜に被われており、この粘膜には多数の感覚受容器を含んでいる。口腔粘膜上皮は重層扁平上皮であり、その下層の「粘膜固有層」に支えられていて、さらにその下層に「粘膜下層（粘膜下組織）」がある。

　軟口蓋や口腔底のように可動性の高い部分（被覆粘膜）では、粘膜固有層は粗な粘膜下層を介して筋層へ連続している。硬口蓋や歯肉部など骨を被う部分（咀嚼粘膜）では、粘膜固有層が骨膜に付着している。口腔粘膜全体に、小唾液腺が分布しているが、これは粘膜固有層や粘膜下層に存在する。胃や腸では粘膜固有層と粘膜下層の間に「粘膜筋板」という薄層がある。

　皮膚は、外表面の「表皮」の下層に、厚く密な繊維性の「真皮」がある。「真皮」は、脂肪組織を有する皮下組織を介して、その下層の組織と結合している（図44-4）。

　「真皮」は血管に富み、感覚受容器を有する。毛包、汗腺、皮脂腺は表皮付属物である。それらの起源は胎生期に表皮組織が真皮や皮下組織に進入していって形成されたものである。口腔粘膜にこのような付属物を有する真皮はないが、「粘膜固有層」が真皮に相当する

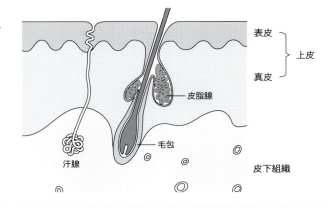

図44-4　皮膚の構造。

Ⅱ. 治療を要さないもの

SECTION 45 地図状舌

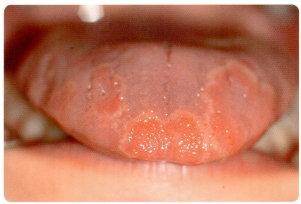

図45-1

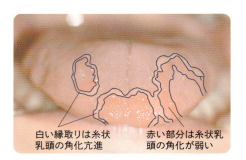

地図状舌

白い縁取りは糸状乳頭の角化亢進　赤い部分は糸状乳頭の角化が弱い

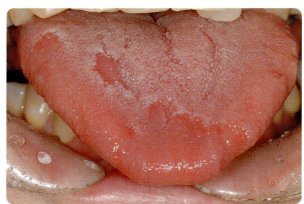

図45-2

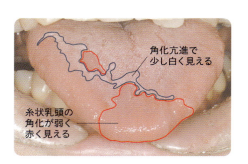

地図状舌

角化亢進で少し白く見える
糸状乳頭の角化が弱く赤く見える

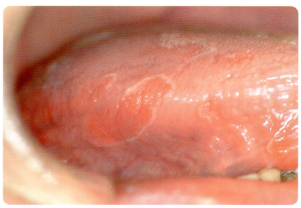

図45-3

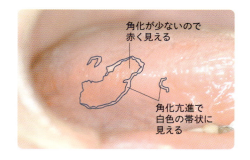

地図状舌（移動性紅斑）

角化が少ないので赤く見える
角化亢進で白色の帯状に見える

地図状舌とは：舌背部に見られる委縮性の変化です。

「地図状舌」（geographic tongue）は、舌背全体に存在している糸状乳頭の角化の状態が、舌背の部位によって異なるために生じるものである。

地図状舌の原因は不明であるが、ストレスが本病変の原因の1つともいわれている。その一方で、舌表面の変化が気になって精神的ストレスを引き起こす場合も少なくない。このストレスによって舌の痛み（いわゆる舌痛症）が出現することがある。

地図状舌の臨床所見：舌に、地図のようにまだらな模様ができます。

舌背表面にさまざまな大きさの円形、半円形の淡い赤色の斑が生じる。中央が赤い斑状でその斑の周囲が白く帯状に縁取りされている。中央の赤い斑状と周囲の細い白色の縁取りが拡大して、お互いに癒合し、境界明瞭な赤と白が混在する大きな地図状の模様として認められる。数時間あるいは数日ごとに模様が変わる。

赤い部分は糸状乳頭が消失したものであり、白い部分は糸状乳頭が正常あるいは角化が亢進した部分である。過錯角化が生じているといわれている[18]。

成人より子どもに多く、成人では女性に多い。

移動性紅斑とは：舌背以外にも地図状の病変が現れます。

舌背以外にも、舌縁（図45-3）やその他の口腔粘膜に同様の病変が生じる。糸状乳頭の存在しない部位なので、糸状乳頭だけの関与する病変とはいえない。このような例もあることから地図状舌は「移動性紅斑」（erythema migrans）とも呼ばれている。乾癬（psoriasis）のような上皮のターンオーバーの異常の関与も推察される。

地図状舌の自覚症状：通常は、自覚症状はありません。

炎症をともなうことがあり、そのときは軽い痛みが出現する。地図状舌が問題となるのは、痛みをともなったときである。痛みがあるために自分で舌を観察したところ、異常な模様があることに気づくというパターンが多い。

痛みが出現する原因は、糸状乳頭の消失した部分が刺激を受けやすいためである。

溝状舌 →SECTION 46 を合併していることもあり、この場合は、炎症を起こす可能性が高くなる。

地図状舌の対処：通常は、治療の必要はありません。

物がしみるとかヒリヒリするという場合には、軽い炎症があるが、自然に消失することが多い。痛みが気になる場合は含嗽剤で対処する。含嗽剤は、アズレンスルホン酸ナトリウムなどがよい。

Ⅱ. 治療を要さないもの

SECTION 46 溝状舌(こうじょうぜつ)

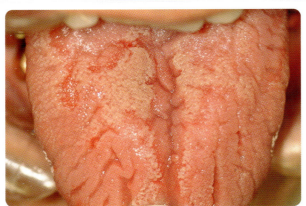

図46-1

溝状舌

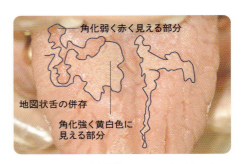

- 角化弱く赤く見える部分
- 地図状舌の併存
- 角化強く黄白色に見える部分

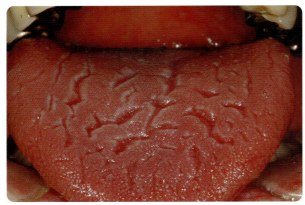

図46-2

溝状舌

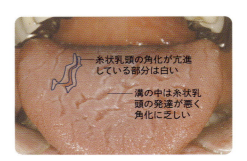

- 糸状乳頭の角化が亢進している部分は白い
- 溝の中は糸状乳頭の発達が悪く角化に乏しい

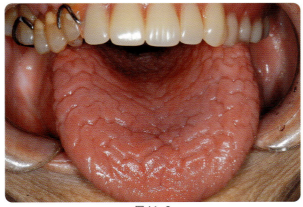

図46-3

舌乳頭萎縮

- 唾液分泌減退による口腔乾燥
- 舌乳頭は消失
- 舌背は萎縮し皺状・分葉状を呈する
- 溝状舌とは異なる

溝状舌とは：舌背表面に多数の深い溝のあるもので、先天性の異常です。

「溝状舌」（fissured tongue）は、舌背表面に深く切り込んだ種々の幅の溝が多数認められる状態である。多くは先天的な形成異常であるが、後天的にも、慢性炎症にともない出現することがあるという。

口腔乾燥症で粘膜が萎縮して舌背に分葉状に亀裂が入ったようになることがあるが（図4●-3）、その場合は溝状舌とは多少感じが異なる。

溝状舌の臨床所見：溝の中に舌乳頭は存在しないという特徴があります。

溝状舌は、溝以外の部分は舌乳頭も正常であり、知覚や味覚の異常も認めない。典型的なものでは、溝の中に舌乳頭は存在せず、溝の表面は平滑である。

溝状舌は、地図状舌をともなうことが多い。地図状舌は、舌背全体に存在している糸状乳頭の角化の状態が、舌背の部位によって異なるために生じるものである。

溝状舌の自覚症状：通常は、自覚症状がなく、自分で鏡を見て溝があることに気がつきます。

深い溝は食物残渣が入り込むことにより不潔になりやすく、細菌が定着することや、慢性刺激によって炎症を

起こし、時に痛みや軽度の味覚障害をともなうことがある。

溝状舌への対処：溝状舌自体は必ずしも病的な変化とはいえず、治療の必要はありません。

溝の部分は炎症が生じやすい。痛みなどの自覚症状があるときや、他覚的に炎症症状がある場合は、アズレンスルホン酸ナトリウムなどの含嗽剤で消炎する。

軟らかめの歯ブラシや舌ブラシでの舌の清掃が有効なこともある

Ⅱ. 治療を要さないもの

SECTION 47　正中菱形舌炎

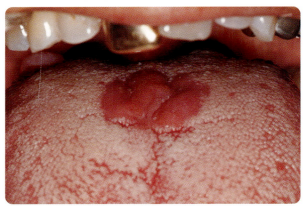

図47-1

正中菱形舌炎

- 舌背後方中央部の分界溝の前方部に菱形の赤色の部分が見られる
- 赤色部分は分葉状に隆起しているが、表面は平滑

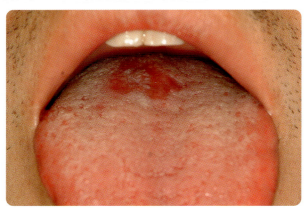

図47-2

正中菱形舌炎

- 舌背後方の正中部に舌乳頭の欠如
- 隆起は認めない
- 顕微鏡検査で菌糸を認めずカンジダの関与は否定的

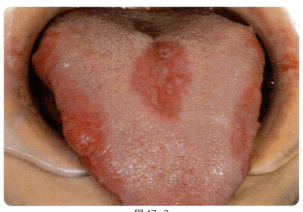

図47-3

紅斑性カンジダ症

- 舌背正中の中央部の発赤
- 両側舌縁にも発赤
- 免疫抑制薬による治療中
- 顕微鏡検査で菌糸を認め、口腔カンジダ症と診断された

正中菱形舌炎とは：舌背後方部の正中に見られる菱形の変化です。

「正中菱形舌炎」（median rhomboid glossitis）は、舌背（舌の前2／3）の後方で分界溝の前方の正中線上に、菱形または楕円形の、周囲と明らかに色調が異なる変化として認められるものをいう。病変部に舌乳頭はなく、表面は平滑で、隆起している場合としていない場合がある。通常は自覚症状がない。

正中菱形舌炎の原因：発育異常だという考えがあります。

「舌炎」という病名だが、舌の炎症であるかどうかははっきりせず、一種の発育異常とみなされている。

舌の前2／3は胎生3〜4週ごろには、第1鰓弓からの1対の「外側舌隆起」と、正中に隆起する三角形の「無対舌結節」から成っている。その後、舌のそれぞれの原基が癒合して舌の形になる過程で無対舌結節は退縮する。何かの原因で無対舌結節の退縮が妨げられたときに、無対舌結節の残存が起こり、正中菱形舌炎が生じるという考えである[18]。

正中菱形舌炎の原因：カンジダが関係するという考えもあります。

この病変をカンジダ症に関連する疾患として取り扱うものが多い →SECTION 11 表11-2。

もともと正中菱形舌炎は発育異常とみなされていて、その部位に存在する炎症は二次的なものとされていた。その後、正中菱形舌炎の上皮内にカンジダを認める例が多いことから、発育異常ではなく慢性真菌感染症と考えられるようになった[18]。

正中菱形舌炎の診断：カンジダが関係するものは、カンジダ関連病変といいます。

日常臨床で正中菱形舌炎と診断されているものには、発育異常によるものとカンジダが関連するものとの、両方が含まれていると考えられる。発育異常によるものは抗真菌薬に反応しない。これが狭義の正中菱形舌炎だと考えられる。

カンジダが関連するものは抗真菌薬に反応するので、発育異常とカンジダ関連病変は治療的診断で鑑別が可能である。また、塗抹標本の顕微鏡検査で菌糸を確認することが、カンジダ症の確定診断 →SECTION 16 になる。

図47-3は正中菱形舌炎のように見えるが明らかな口腔カンジダ症で、正中菱形舌炎とはいわず「紅斑性カンジダ症」と診断する。また、傍正中に位置する「肥厚性カンジダ症」が、正中菱形舌炎と類似するので注意が必要である →SECTION 13 図13-1・2。

なお、正中菱形舌炎、口角炎、義歯性口内炎は、カンジダだけではなく他の因子の関与も考えられるので、カンジダ関連病変 →SECTION 11 表11-2 と呼ばれている。

正中菱形舌炎への対処：正中菱形舌炎は治療の必要がありません。

発育異常の場合、治療の必要がない。また通常は、病理組織検査も行わない。

Ⅱ. 治療を要さないもの

SECTION 48　舌扁桃肥大

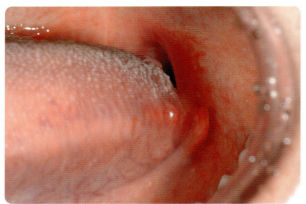

図48-1

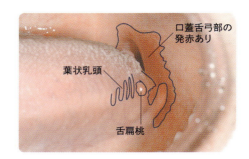

舌扁桃

舌扁桃肥大

- 左側舌縁後方部に存在する舌扁桃が何らかの刺激によって肥大した状態
- 肥大した舌扁桃は、咽頭の異物感や痛みとして自覚される

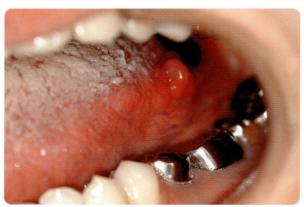

図48-2

舌扁桃膿瘍

- 周囲の粘膜より白い色調の結節は、舌扁桃に膿瘍を形成した状態

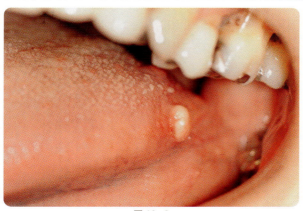

図48-3

舌扁桃とは：リンパ組織です。

有郭乳頭の後方、すなわち舌の後1/3の表面は、舌前2/3と明らかに異なり、でこぼこした感じである。これは上皮の下にリンパ組織が存在するからであり、このリンパ組織を「舌扁桃」(lingual tonsil)という →BASIC 2 。舌扁桃は舌根に存在するが、舌縁の後方に確認できることがある。舌扁桃は葉状乳頭の後方に位置する。舌扁桃は正常の構造物で、口蓋扁桃などとともにワルダイエル輪を形成しており、局所免疫を担当している。

ワルダイエル輪とは、口と咽の境目にある多数の扁桃のことである。口蓋扁桃（口蓋咽頭弓と口蓋舌弓との間にある組織）、舌扁桃（舌根にある組織）、咽頭扁桃（アデノイド）、咽頭後壁のリンパ節、耳管扁桃などで構成されている。

腺組織ではないので「扁桃腺」といういい方は正しくない。

舌扁桃が原因で起こる自覚症状：時に舌扁桃が肥大して、咽頭部の違和感を起こすことがあります。

舌扁桃自体は正常構造物なので、通常は、これが原因で何かの症状を起こすということはない。舌扁桃は、舌根のみではなく、舌縁の後方部に位置することがあり、その存在を気にして来院する場合がある。加齢とともに舌の後方の解剖学的構造物がよく見えるようになり、特に有郭乳頭や舌扁桃を腫瘍ではないかと心配する例が少なからず見られる。

舌扁桃に慢性の炎症が存在する場合は、咽頭の異常感覚が生じる。痛み、物がつかえたような感じ、物を飲み込むときの違和感などが多く、咳が出ることもある。しかしながら、このような自覚症状は、通常、咽頭炎や咽喉頭異常感症で見られることが多いので、耳鼻咽喉科での精査依頼を怠ってはならない。

舌扁桃肥大の臨床所見：舌扁桃の病的な変化は必ずしも多くありません。

舌扁桃の病的な変化は必ずしも多くないが、中には反応性に肥大すること、歯などによる機械的刺激で発赤すること、化膿性炎症を起こすことなどがある。

炎症がある場合は、舌扁桃の腫脹、発赤などがあり、腫瘍形成している場合は、黄白色に見える。

舌扁桃肥大への対処：原因があれば除去します。

舌扁桃が反応性に肥大することがある。もし、舌扁桃に炎症性の変化があれば、その原因の治療を行う。鼻疾患の有無の診察ならびに治療は、耳鼻咽喉科で行ってもらう。「扁桃肥大」(tonsillar hypertrophy)だからといって、外科的に切除することはほとんどないが、なかには閉塞性睡眠時無呼吸症候群(obstructive sleep apnea syndrome；OSAS)の原因になることがあり、その場合

に舌扁桃切除術が適用されることがあるという[28]。

舌縁の舌扁桃で、義歯や歯などによる機械的刺激が原因で生じた炎症は、歯科・口腔外科で対処する。

含嗽は、消毒や消炎を目的としてポビドンヨード（イソジン®ガーグル）、塩化ベンザルコニウム（ネオステリン®グリーン）やアズレンスルホン酸ナトリウム製剤が用いられる。

Ⅱ. 治療を要さないもの

SECTION 49 黒毛舌

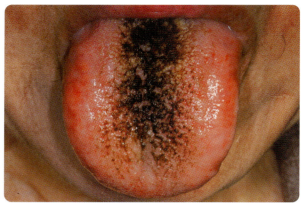

図49-1

黒毛舌

- 舌背の黒色
- 糸状乳頭が伸びている

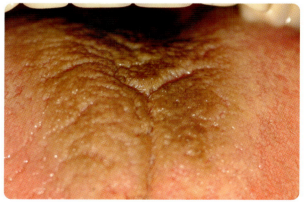

図49-2

黒毛舌

- 舌背後方の褐色
- 糸状乳頭が伸びている

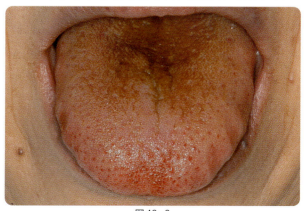

図49-3

黒毛舌

- 糸状乳頭が伸びて、それが黒褐色になっている
- 長期の抗菌薬使用が原因となっていた

黒毛舌とは：糸状乳頭の角化突起の延長と黒色の着色です。

「黒毛舌」（black hairy tongue）は糸状乳頭の角化突起の延長と黒色の着色を来す病変をいう。「毛舌」とは、糸状乳頭の角化が著しく亢進して、舌背に毛が生えているように見える状態であり[29]、多くの場合、黒色ないしは褐色である。そこで、これを「黒毛舌」と呼んでいる。仮に、毛舌が白色ならば「白毛舌」と呼ぶ。しかしながら黒毛舌の場合、糸状乳頭がそれほど長くなくても、黒色であれば「黒毛舌」と呼ぶ傾向にある。

糸状乳頭の延長の原因：化学的・物理的刺激が考えられます。

糸状乳頭が伸びるのは化学的・物理的刺激によって起こると考えられているが、原因を明らかにできないケースが少なくない。含嗽剤や歯磨剤の化学物質による刺激、舌背の菌の増殖による化学的刺激、喫煙による科学的・物理的刺激、舌清掃による物理的刺激などが候補として考えられる。

黒色になる原因：微生物由来の色素が想定されています。

口腔常在菌には「黒色色素産生性バクテロイデス」といわれるものがある。

歯周病は、レッドコンプレックス（red complex）の*Porphyromonas gingivalis*、*Treponema denticola*、*Tannerella forsythia*がもっとも関連が深い菌といわれている。この他、*Aggregatibacter actinomycetemcomitans*や*Prevotella intermedia*の関与も大きい。

*P. gingivalis*や*P. intermedia*は、Bacteroidetes門に属しており、黒色色素を産生する菌として有名である（黒色色素非産生株もある）。これらが「黒色色素産生性バクテロイデス」である。

このような菌が、抗菌薬やステロイド性抗炎症薬の使用で菌交代現象が起こることによって増加することや、菌の栄養条件によっては色素産生が増加することが原因となって、生体に色素沈着を起こすものと推察される。

また、剥離した口腔粘膜の含硫アミノ酸は、細菌によって分解され、硫黄化合物が生じる。これが鉄や銀に結合して黒色を発する可能性も考えられている。

その他、飲食物の色素やたばこの影響が想定されている。

黒毛舌への対処：自然に消失することが多いので経過観察をします。

黒毛舌が身体に悪影響を及ぼすことはないので、治療の必要性はない。

必要に応じて口腔清掃指導、禁煙指導などを行う。薬剤が原因の場合は、使用を中止した後の経過観察を行う。

II. 治療を要さないもの

SECTION 50　舌苔(ぜったい)

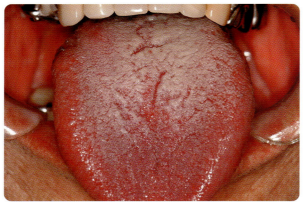

図50-1

舌苔

- 糸状乳頭の間に細菌や剥離上皮が停滞し、白色になっている状態
- 舌の後方部に多い

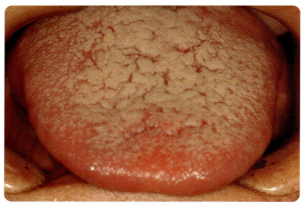

図50-2

舌苔

- 舌背全体の苔状の付着物
- 舌乳頭を被うように堆積している

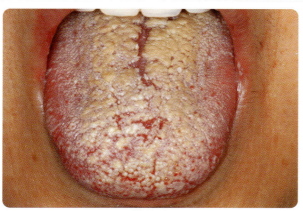

図50-3

舌苔

- 舌背全体の帯黄白色の付着物
- 舌乳頭を被うように堆積している
- 口腔乾燥

舌苔とは：舌背部の苔状の付着物を舌苔と呼んでいます。

舌背は糸状乳頭で被われている。糸状乳頭は、そもそも物をかき取る役目があり、突起は角化している。糸状乳頭の間には細菌、剥離上皮、白血球、時には食物残渣が停滞する。頬粘膜や口蓋などの口腔粘膜や、歯の表面が平滑なのに対して、舌背は粗造なため、細菌や剥離上皮細胞が停滞しやすい。口腔常在菌の数は、他の部位に比較して舌背が圧倒的に多い。細菌は細胞外多糖を分泌し、バイオフィルムを形成する。何かの原因で糸状乳頭が延長すると、さらに物が停滞しやすくなる。

糸状乳頭の周囲の停滞物は、通常白色に見え、「舌苔」（tongue coating, furred tongue）と呼ばれる。舌苔の色は、舌苔の量、細菌の種類、食物の内容によって、黄色、灰白色、茶色、黒色などに変化する。

舌苔の原因：多くは生理的なものです。

舌苔は必ずしも病的なものではない。糸状乳頭の間に細菌や剥離上皮細胞が停滞すること自体が異常ではないからである。

舌苔が病的に増加する状態の1つは、脳血管障害に後遺して舌運動機能が低下したときに見られる。麻痺側の舌苔が増加する。舌苔は、舌と顎の運動によって擦過され剥がれ落ちるが、運動機能が低下すると擦過されにくくなり、付着物が停滞する。また脳血管障害では、開口状態の持続による口腔からの唾液の蒸散も、舌苔増加の一因になる。

同様の理由によって、ベル麻痺など顔面神経麻痺で口唇や頬部が動きにくくなった状態 →NOTE 14 も、片側の舌苔の増加が認められる。舌で押しても頬筋が押しかえせないからである。

もう1つの原因は、口腔病変の存在である。帯状疱疹 →SECTION 7 、疱疹性歯肉口内炎 →SECTION 9 、孤立性アフタ →SECTION 40 などの病変で疼痛によって口を動かさなくなると舌苔が増加する。

舌苔への対処：舌苔を治療しようという考え方はありません。

舌苔自体は病的なものではないので、治療する必要はない。

口臭の原因 →NOTE 32 が舌苔の場合には、舌苔を除去する。ガーゼ、舌ブラシ、スクレイパーによる機械的清掃、洗口液による化学的清掃を行う。

要介護状態では誤嚥性肺炎のリスクを減少させるために舌苔を含めた口腔の清掃が重要なことは論を俟たない。

Note 1　腫瘍とは細胞が自立性をもって過剰に増殖した組織です。

　腫瘍（tumor）には、「良性腫瘍」と「悪性腫瘍」があり、良性腫瘍の特徴は、局所での発育形式が膨脹性で転移がないこと、悪性腫瘍の特徴は、局所で浸潤性に増殖し転移することである。

　腫瘍は発生する組織によってそれぞれの名称がある。口腔粘膜の上皮から発生するものには「癌」と「乳頭腫」があるが、癌が「悪性腫瘍」で、乳頭腫は「良性腫瘍」である。癌と乳頭腫は同じ上皮細胞から発生する。

　口腔粘膜は扁平重層上皮からできるので、そこから発生した癌は病理組織学的には「扁平上皮癌」である。

Note 2　癌とは上皮から発生した悪性腫瘍のことです。

　悪性腫瘍は、組織学的に「上皮性腫瘍」と「非上皮性腫瘍」に分けられ、上皮性の悪性腫瘍を「癌腫」（carcinoma）といい、非上皮性の悪性腫瘍を「肉腫」（sarcoma）という（表①）。上皮は、口腔粘膜上皮、胃粘膜上皮、気管支上皮などである。

　漢字の「癌」と仮名の「がん」は同じではない。「癌」は上皮性の悪性腫瘍であり、英語で「carcinoma」、「がん」は上皮性悪性腫瘍とそれ以外の悪性腫瘍を含めた広い意味での悪性腫瘍を指し、英語で「cancer」という。

　悪性腫瘍の特徴には以下のようなものがある。
1) **自律性増殖**：がん細胞は自立的に勝手に増殖を続け止まることがない。
2) **浸潤と転移**：がん細胞は周囲に滲み出るように浸潤するとともに、身体のあちこちに転移し、新しいがん病巣を作る。
3) **悪液質**：がん組織は他の正常組織が摂取しようとする栄養をどんどんとってしまい、身体が衰弱する。

表①　悪性腫瘍の分類

上皮性腫瘍（癌腫）	扁平上皮癌＊、腺癌
非上皮性腫瘍（肉腫）＊＊	骨肉腫、軟骨肉腫、線維肉腫、脂肪肉腫、血管肉腫
造血器腫瘍	白血病、悪性リンパ腫、骨髄腫

＊口腔粘膜の上皮は、扁平上皮である。舌癌、歯肉癌などの口腔癌は扁平上皮癌である。
＊＊非上皮性細胞とは、支持組織を構成する間葉性細胞で、血管、結合組織、筋肉、脂肪、骨、軟骨などの細胞を指す。口腔領域では肉腫は癌腫に比べるとはるかに少ないが、中では顎骨中心性の線維肉腫が多い。

Note 3　口腔癌とは頬粘膜、歯肉、硬口蓋、舌、口腔底などに生じた癌のことです。

　国際疾病分類-腫瘍学（International Classification of Disease for Oncology；ICD-O）では、顎口腔領域の解剖学的部位は、口唇、口腔、上顎洞に分類されている。口腔には、頬粘膜、歯肉、硬口蓋、舌、口腔底が含まれている。このいずれかの部位に生じた癌を「口腔癌」と呼んでいる[30,31]。

癌の確定診断は生検によってなされます。

生検（biopsy）は、組織の一部を切除して病理組織学的に調べることで、悪性かどうかの確定診断を行うとともに、組織型、悪性度、浸潤性などを検索する。

生検の方法は、「切開生検」（incisional biopsy）と「切除生検」（excisional biopsy）に分けられる。

切開生検は、くさび状に病変の一部を採取するもので、切除生検は、病変全部を摘除する生検である。

生検によって癌が播種するかどうかは議論のあるところであるが、臨床的に癌が明らかな場合は、画像検査などを優先することが多い。

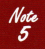 **腫瘍の進行度を把握するためには画像検査を行います。**

表② 口腔癌の画像検査

	原発巣の広がり	所属リンパ節転移	遠隔転移
顎骨のエックス線写真	○		
単純CT	○		
造影CT		○	
MRI	○	○	
超音波エコー		○	
骨シンチグラフィ			○
腫瘍シンチグラフィ			○
胸部のエックス線写真			○
FDG PET*	○	○	○

＊FDG（F-18　フルオロデオキシグルコース）投与によるPET（positron emission tomography）

TNM分類とは悪性腫瘍の原発巣の広がりと転移の分類です。

TNM分類は、T：原発腫瘍、N：所属リンパ節、M：遠隔転移を示す国際対がん連合（UICC）の分類である。

図① 口腔癌のTNM分類

T：原発腫瘍

(UICC分類[30、31]を参考にして作成)

	最大径		浸潤の深さ
T0	原発腫瘍を認めない		
T1	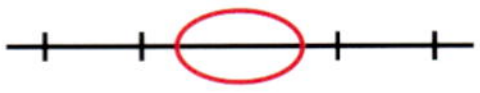 ≤2cm	かつ	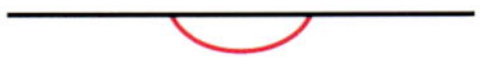 ≤5mm
T2	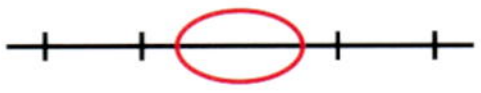 ≤2cm	かつ	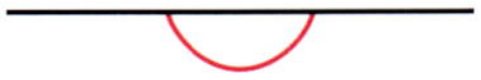 5mm< ≤10mm
T2	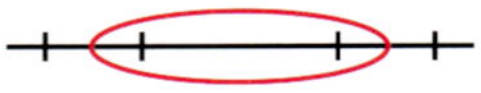 2cm< ≤4cm	かつ	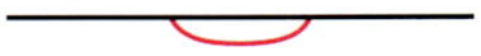 ≤10mm
T3	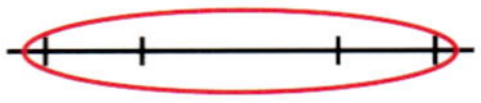 4cm<	または	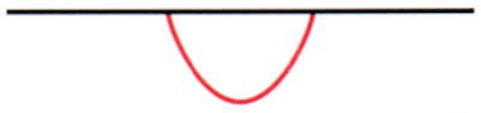 10mm<
T4a	下顎もしくは上顎洞の骨皮質を貫通、または顔面皮膚に浸潤		
T4b	咀嚼筋間隙、翼状突起、頭蓋底に浸潤、または内頸動脈を全周性に取り囲む		

N：所属リンパ節

	部位と数	最大径
N0	所属リンパ節転移なし	
N1	節外進展のないリンパ節転移　同側の単発性	≤3cm
N2a	節外進展のないリンパ節転移　同側の単発性	3cm< ≤6cm
N2b	節外進展のないリンパ節転移　同側の多発性	≤6cm
N2c	節外進展のないリンパ節転移　両側または反対側	≤6cm
N3a	節外進展のないリンパ節転移	6cm<
N3b	臨床的に節外進展のあるリンパ節転移　単発または多発性	

M：遠隔転移

M0	遠隔転移なし
M1	遠隔転移あり

 癌細胞はリンパ管を通ってリンパ節に転移します。

癌細胞が組織に浸潤していくと、細胞はリンパ管に入り、リンパ管を通ってリンパ節に腫瘍細胞が転移する。これを口腔癌の「リンパ節転移」という。

原発巣と直結したリンパ路をもつリンパ節を「所属リンパ節」(regional lymph node)という。口腔の扁平上皮癌はオトガイ下リンパ節、顎下リンパ節、深頸リンパ節などの所属リンパ節へ、リンパ行性に転移する。舌はリンパ管に富みよく動かすところなので、「リンパ節転移」(lymph node metastasis)が多い。

Note 8　リンパ節の次は肺へ転移します。

「遠隔転移」（distant metastasis）は血行性に転移する。癌細胞は原発巣や所属リンパ節から血流へ入り全身を回るが、口腔癌では肺に転移巣を作ることが多い。その後、骨や脳などへ転移する。

Note 9　口腔癌の治療法は症例に応じて選択されます。

癌の治療は「外科療法」「放射線療法」「化学療法」の3つが基本で、このうちの1つを選ぶか、または組み合わせて治療する。

治療法は腫瘍の進行度に合わせて選択する。臨床所見、画像検査、病理組織検査から、原発巣の部位と大きさ、組織学的な悪性度と浸潤度、転移状況などを検討し、治療方法を決定する。

所属リンパ節転移がある場合は、頸部郭清術を行うとともに、原発巣も外科的切除を行うのが一般的である。

Note 10　早期癌とは癌の浸潤の先端が粘膜下層にとどまるものをいいます。

早期癌、初期癌、進行癌、末期癌など進行した状態によってさまざまな呼び方がある。

日本口腔腫瘍学会によると、舌癌では、病変の大きさが比較的小さく、かつ所属リンパ節転移がなく、組織学的に癌の浸潤先端が粘膜下層（粘膜下組織）にとどまるものを「早期癌」（early cancer）と定めている[2]。早期癌は白板症や紅板症との区別が困難な場合が多い。**SECTION 2 図2-3**は頬粘膜の早期癌である。

初期癌（early stage cancer）の定義は曖昧であるが、TNM分類でおおよそT1～T2の病変、進行癌は初期癌よりも進行した癌、末期癌は死の迫っている癌をいう。

NOTE　123

Note 11　薬が血管性浮腫の原因になることもあります。

「血管性浮腫」(angioedema)は、遺伝性と後天性に大別される。

「遺伝性血管性浮腫」(hereditary angioedema; HAE)は、C1インヒビタータンパク遺伝子の欠損や機能異常、稀に凝固第XII因子の遺伝子異常など遺伝子の異常が原因のものである[6]。

C1インヒビター(C1 inhibitor;C1-INH)は補体系やカリクレイン・キニン系において、それらのシステムを抑制するようにはたらいている。C1インヒビターが減少すると、ブラジキニンが増加するので、浮腫を起こしやすくなる。

後天性にC1インヒビター異常を生じたものは、「後天性血管性浮腫」といわれる。ところが後天的な血管性浮腫は、原因が不明な突発性血管性浮腫が多い。物理的要因(日光、寒冷、運動等)、疲労、食物、薬剤などが誘因として考えられている。

原因がはっきりしている薬物性の血管性浮腫には、アンジオテンシン変換酵素(ACE)阻害薬によるものがある。ACE阻害薬は血管の透過性や拡張に関与するブラジキニンやサブスタンスPあるいはアンジオテンシンIIの生成経路に影響を与え、血管性浮腫を引き起こす。血管性浮腫の既往のある患者へのACE阻害薬の投与は禁忌となっている。その他、ペニシリン、アスピリンなどが原因となる。

Note 12　口腔領域の帯状疱疹は三叉神経の支配領域に一致して片側性に小水疱が出現します。

三叉神経の知覚神経は、脳幹を出て三叉神経節を作る。知覚神経は三叉神経節から第一枝「眼神経」、第二枝「上顎神経」、第三枝「下顎神経」の3枝に分かれ、口腔や皮膚の感覚を担う(図②)。

下顎神経には咀嚼筋などに分布する運動神経も含まれる。運動神経は三叉神経節の傍らを通り下顎神経に合流する。水痘・帯状疱疹ウイルスは三叉神経節に潜伏し、これが再活性化されるので知覚神経の走行に一致して病変が出現するが、運動神経は三叉神経節を通らないので侵されない。

図②　三叉神経の走行

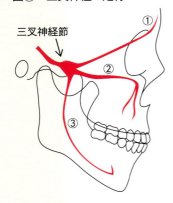

①第一枝：眼神経
②第二枝：上顎神経
③第三枝：下顎神経

Note 13 顔面神経麻痺とは表情筋が麻痺することです。

顔を動かす表情筋は、顔面神経が指令を出している。その顔面神経が障害を受けた場所によって、出現する「顔面神経麻痺」（facial palsy）の症状と徴候は異なる。

顔面神経は、左右の脳幹（橋の顔面神経核）から起こり、側頭骨を通って顔面に出る脳神経で、眼輪筋、大頬骨筋、上唇挙筋、頬筋、口輪筋、口角下制筋などの顔面表情筋に分布する。その間、いくつかの枝を出す。また、顔面神経には、舌前方2／3の味覚を伝える知覚神経、耳の皮膚の感覚を伝える知覚神経、唾液や涙液を分泌刺激する副交感神経が含まれている。これらを中間神経という。

顔面神経は、茎乳突孔で側頭骨から外に出て後耳介神経が分れると運動枝のみになるので、表情筋の麻痺のみが観察される場合は、顔面神経の損傷部位が末梢側にあるということがわかる。もし、聴覚過敏（アブミ骨筋神経の障害）、味覚障害（鼓索神経の障害）、唾液分泌異常（鼓索神経の障害）、涙液分泌異常（大錐体神経の障害）があれば、顔面神経の損傷部位は側頭骨内にある（図③）。

側頭骨外の麻痺は、顔面外傷、耳下腺悪性腫瘍、耳下腺部の外科療法などによって起こる。損傷の部位が、核や頭蓋内にあるときに、顔面神経以外の脳神経にも麻痺症状が出現する可能性があるし、脳梗塞、脳出血、脳腫瘍などの中枢性の損傷には、片麻痺をともなうことがある。なお、中枢性の顔面神経麻痺では、前額部の麻痺は生じないことが特徴である。これは前額部の筋が両側の脳から神経を受けているからである。

「ベル麻痺」（Bell's palsy）は、側頭骨内で生じた顔面神経麻痺である。「ハント症候群」（Hunt syndrome）は顔面神経に加え第8脳神経（内耳神経）にも波及したものである。稀に第9-10脳神経障害を合併することもあるという。

図③　顔面神経の解剖

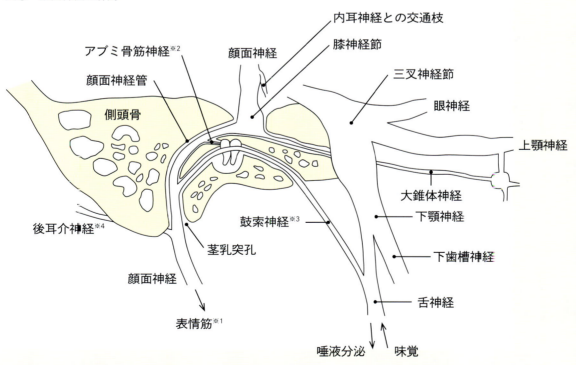

※1：表情筋を動かす神経
※2：アブミ骨筋を動かす神経（強すぎる振動を抑える）
※3：味覚、唾液分泌に関係する
※4：頸神経の大耳介神経と合する耳の皮膚感覚を伝える神経が含まれる

Note 14　ベル麻痺とは原因がわからない特発性の顔面神経麻痺のことです。

「ベル麻痺」（Bell's palsy）は、単純疱疹ウイルス（単純ヘルペスウイルス）の再活性化に関連して発症するものが多いと考えられている。この他に、アレルギー、循環不全、ストレスなどさまざまな要因が関係しているとも推察されており、現在のところ原因が明確でないものに対して、この診断名を用いている。顔面神経麻痺の中ではベル麻痺が多く、顔面神経麻痺の80％以上を占めている。

歯科治療後に突然、顔面神経麻痺が起こることがある。これは、歯科治療によるストレスによって、神経管内の単純疱疹ウイルスが活性化されたために起こるのではないかと推察されている。

「ハント症候群」（Hunt syndrome）は水痘・帯状疱疹ウイルスが原因だとわかっている顔面神経麻痺で、内耳神経にも及んだものである。ベル麻痺はハント症候群と異なり内耳神経は障害されない。

表③　顔面神経麻痺が生じる主な疾患

疾患名	徴候	原因
ベル（Bell）麻痺	顔面神経麻痺	不明（単純疱疹ウイルス）
ラムゼイ・ハント（Ramsay Hunt）症候群	顔面神経麻痺 耳介、外耳道の疱疹 第8脳神経症状	水痘・帯状疱疹ウイルス
メルカーソン・ローゼンタール（Melkersson-Rosenthal）症候群	顔面神経麻痺 溝状舌 肉芽腫性口唇炎	不明

Note 15　頰粘膜の白線は口腔粘膜の角化性病変です。

「頰粘膜の白線」（linea alba buccalis）は、咬合平面に一致して口角から臼歯部まで見られる頰粘膜の白線をいう（図④）。歯の摩擦で生じるが、歯ぎしり（グラインディング）、噛みしめ（クレンチング）、頰内面を吸引する吸啜などのパラファンクションによって修飾される。上皮の過角化であり、一種の摩擦性角化症といえる。舌縁の歯の圧痕（crenated tongue, scalloped tongue）が併存することが多い。

図④　頰粘膜の白線

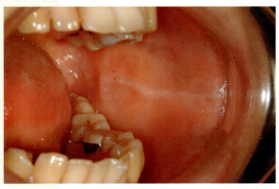

Note 16　摩擦性角化症は口腔粘膜の角化性病変です。

「摩擦性角化症」(frictional keratosis)とは、慢性刺激による角化性病変である。義歯による刺激や、無歯顎で義歯のない状態で咀嚼をするなど、摩擦によって顎堤に白色病変が出現することがある（図⑤）。慢性的な咬傷も原因となる。また、歯ブラシによって、頬側歯肉に病変が起こることがある。

刺激が加わらないようにしておくと自然に消失する。

図⑤　摩擦性（義歯性）角化症

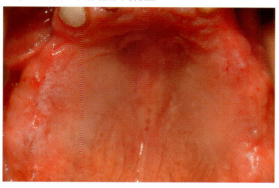
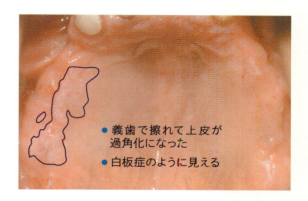

- 義歯で擦れて上皮が過角化になった
- 白板症のように見える

Note 17　ニコチン性口内炎は口腔粘膜の角化性病変です。

「ニコチン性口内炎」(nicotinic stomatitis)とは過剰の喫煙による病変で、口腔粘膜上皮の角化の亢進であり、主に口蓋に認められる。初期では赤く発疹のような状態になっているが、次第に灰白色になり肥厚化する。白色の肥厚性変化の中に、唾液腺開口部に相当する点状の赤色が認められる（図⑥）。通常の喫煙では角化性病変（表④）は認められず、発症には熱の関与が大きいと考えられている。

ニコチン性口内炎は、「噛みたばこなど喫煙しないたばこによる角化症」や「reverse smokingに関連する口蓋病変」と異なり、口腔潜在的悪性疾患 →SECTION 4 には含まれていない。

病理組織学的には、粘膜上皮の角化亢進や増殖性肥厚を示す。

図⑥　ニコチン性口内炎

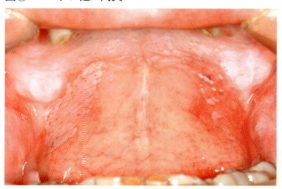

表④　口腔の角化性病変

白板症
口腔扁平苔癬
肥厚性カンジダ症
ニコチン性口内炎
摩擦性角化症
頬粘膜の白線

Note 18 白板症と口腔扁平苔癬は角化性病変ですが、口腔扁平苔癬は炎症が見られます。

「白板症」も「口腔扁平苔癬」も口腔潜在的悪性疾患で角化性病変であるが、組織学的には炎症反応の有無が異なる。

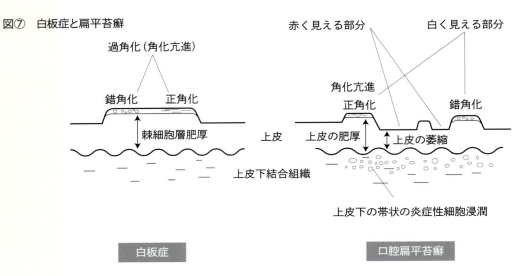

図⑦　白板症と扁平苔癬

Note 19 創傷治癒には一期治癒と二期治癒があります。

「一期治癒」(healing by primary intention) とは、手術創のように平滑な創面がお互いに密着し癒合する場合の治癒過程をいう。密着された創面は、血液の線維素によって癒合し、創面には多数の線維芽細胞が出現し、少量の肉芽組織ができて、その後結合組織性に癒合する。

「二期治癒」(healing by secondary intention) とは、創面が密着しない場合の治癒過程をいう。創縁に組織欠損がある場合、壊死組織がある場合、細菌感染がある場合などで起こる。創と創の間や組織が欠損した部位には、多量の肉芽組織が形成される。この肉芽組織は、深部から表層に向かって次第に結合組織に置き変わり、表面が上皮化される。肉芽組織が厚いと、深部の肉芽組織が線維化するに従い、表層の肉芽組織への血行が障害され、治癒が遅延する。

一期治癒と二期治癒の治癒過程を比較すると、一期治癒の創の治りは早い(図⑧)。

図⑧　一期治癒と二期治癒

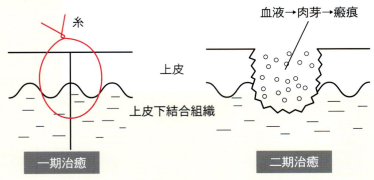

128　口腔粘膜疾患アトラス

Note 20　周囲組織も含めて摘出することを切除といいます。

　病変を手術で取り出すことを摘出術という。周囲の正常組織を含めて病変を摘出することを切除という。これとは別に、病変の一部を切り取って減量することも切除という。義歯性線維腫や歯肉増殖症ではこのような手術になる。

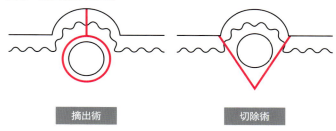

図⑨　摘出術と切除術

Note 21　薬剤の副作用で多形滲出性紅斑が出現することがあります。

　「多形滲出性紅斑」（erythema exsudativum multiforme）は、「多形紅斑」（erythema multiforme）ともいい、皮膚や粘膜に浮腫性紅斑や水疱が生じる疾患である。口腔粘膜では発赤、びらん、潰瘍、水疱、上皮の剥離などの他覚所見があり、自覚症状として強い自発痛と接触痛がある。皮膚科の教科書では、皮膚のみに限定するものと、全身症状をともない粘膜病変を有するものに大別できると記載されているが[27]、口腔粘膜のみに出現するものもある（図⑩）。

　主な原因は、ヘルペス →SECTION 10 やマイコプラズマなどの感染症や薬剤に対するアレルギー反応である。

　治療は、ステロイド性抗炎症薬の内服ならびに口腔の疼痛と全身症状に対する対症療法である。

　重症型多形紅斑は、「スティーブンス・ジョンソン症候群（Stevens-Johnson syndrome）」や「粘膜皮膚眼症候群」（mucocutaneous ocular syndrome）ともいわれ、多形紅斑に加え、粘膜、眼病変を有し、発熱や関節痛など全身症状をともなうものをいう。これが進展し重症になったものを「中毒性表皮壊死症」（TEN）という。主に薬剤によって誘発される。

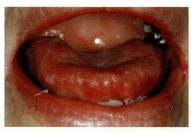

図⑩-1　多形滲出性紅斑

舌の発赤、水疱、びらん、上皮剥離、ならびに口唇の発赤とびらん。

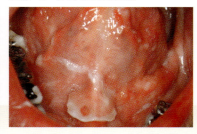

図⑩-2　多形滲出性紅斑

舌下面の発赤、水疱、上皮剥離が見られる。

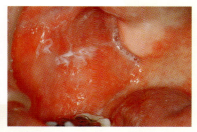

図⑩-3　多形滲出性紅斑

右側頬粘膜の発赤と上皮剥離が見られる。

Note 22　粘液嚢胞の治療は外科療法です。

「粘液嚢胞」(mucous cyst) は、自然に消失することもあるが、原則的には外科療法が適応である。

嚢胞の手術法は基本的に摘出術か開窓術である。

口唇の粘液嚢胞は、嚢胞上に直線的に切開線を設定して嚢胞を周囲組織から剝しながら摘出するか、あるいは紡錘形の切開線を加え、一部の上皮を含め嚢胞を切除する。その際、原因となっている嚢胞周囲の小唾液腺も含めて摘出する必要がある。これは、再発を予防するためである。正常組織を一部含めて摘出する場合、「切除術」 → NOTE 20 と呼ばれる。ブランダン・ヌーン嚢胞も、同様の外科療法を行う。

「ガマ腫」(ranula) に対しては、開窓療法が行われる。これは、嚢胞壁の一部を広く切除し、嚢胞を口の中に開放するもので、唾液腺が傷ついて唾液が漏れている部分の自然修復を期待する療法である。開窓術を行った後に再発をみた場合は、原因の舌下腺を含めた切除術が適応となる。この他に吸引療法が有効な場合がある（図⑪）。1～数回の内溶液の吸引で消失する場合も少なくない。侵襲が少ないので開窓療法の前に試みるべき方法と考えられる。

粘液嚢胞の外科療法は、局所麻酔で可能であるが、舌下腺の摘出術は侵襲が大きいので全身麻酔下に行うのが一般的である。

図⑪-1　左側ガマ腫

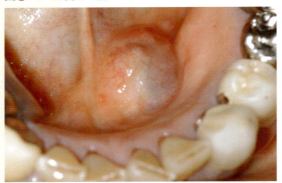

図⑪-2　18G針で吸引

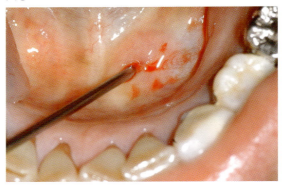

図⑪-3　シリンジで吸引した内溶液

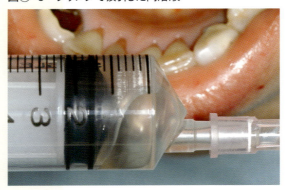

図⑪-4　舌下腺は粘液細胞が多いので粘稠

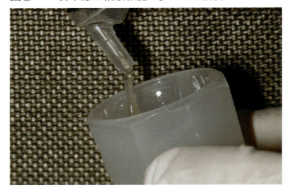

Note 23　舌深静脈が拡張していることがあります。

　舌深静脈が拡張して蛇行している状態（varicose vein）を「舌深静脈瘤」（lingual varicosity）という（図⑫）。異常を訴えることが少なくないが、治療の必要性は認められていない。

図⑫　舌深静脈瘤

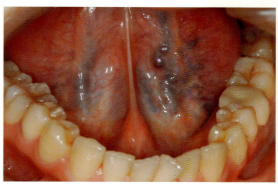

Note 24　天疱瘡は大きく「尋常性天疱瘡」と「落葉状天疱瘡」に分けられます。

　口腔内に病変を作るのは、尋常性天疱瘡であり、尋常性天疱瘡のほぼ全例において、口腔内病変が形成される。このことから、口腔領域で天疱瘡といえば、通常、尋常性天疱瘡を指している。
　落葉状天疱瘡は主として躯幹に小型の表在性の水疱形成を認めるものである。
　粘膜優位型の尋常性天疱瘡には、デスモグレイン3（Dsg3）に対するIgG自己抗体が高率に認められ、落葉状天疱瘡には、デスモグレイン1（Dsg1）に対するIgG自己抗体が高率に認められる。

 Note 25　シェーグレン症候群の診断は診断基準を参考にします。

表⑤　シェーグレン症候群の厚生労働省診断基準（1999年）（ガイドライン[20]より引用）

1) 生検病理組織検査で次のいずれかの陽性所見を認めること
A) 口唇腺組織で4mm^{2}あたり1 focus（導管周囲に50個以上のリンパ球浸潤）以上
B) 涙腺組織で4mm^{2}あたり1 focus（導管周囲に50個以上のリンパ球浸潤）以上
2) 口腔検査で次のいずれかの陽性所見を認めること
A) 唾液腺造影でStage 1（直径1mm未満の小点状陰影）以上の異常所見
B) 唾液分泌量低下（ガム試験にて10mℓ/10分以下またはサクソンテストにて2分/2g以下）があり、かつ唾液腺シンチグラフィーにて機能低下の所見
3) 眼科検査で次のいずれかの陽性所見を認めること
A) Schirmer試験で5mm/5分以下で、かつローズベンガル試験（van Bijsterveldスコア）で3以上
B) Schirmer試験で5mm/5分以下で、かつ蛍光色素試験で陽性
4) 血清検査で次のいずれかの陽性所見を認めること
A) 抗Ro/SS-A抗体陽性
B) 抗La/SS-B抗体陽性

［診断基準］上記4項目のうち、いずれか2項目以上を満たせばシェーグレン症候群と診断する

Note 26　全身疾患で手指に症状が出ることがあります。

1）レイノー現象

「レイノー現象」（Raynaud's phenomenon）とは、寒冷刺激や精神的緊張によって、小動脈が収縮し、手の指が白くなる現象である（図⑬）。レイノー現象は全身性強皮症の初発症状として出現することが多く、シェーグレン症候群患者 →SECTION 34 で見られることもある。

2）強指症

「全身性強皮症」（systemic sclerosis）→SECTION 35 は、皮膚や内臓が硬くなる疾患であり、皮膚硬化、強指症、舌小帯短縮、肺線維症などの症状が見られる。

「強指症」（sclerodactylia）は、手指の硬化で、全身性強皮症患者のほとんどでみられる。硬化の進行とともに手指が硬くなり光沢を帯びる。強指症の指の部分は腫れて突っ張ったような感じになり、手の甲の皮膚には皺が多いのに比べて、皺がない（図⑭）。

3）助産婦手位

「過呼吸」（hyperpnea）とは過度の換気活動を行うことで、血液中の二酸化炭素が極端に減少するために、呼吸困難、手足の痺れ、頭のふらつき、眩暈、耳鳴り、吐気などの症状が出現する。

二酸化炭素分圧が低下すると、血液はアルカリ側に傾き、呼吸性アルカローシスの状態になる（血中のH^+が減少）。これを改善しようとして、アルブミンと結合していたH^+が血液中に放出される。H^+の代わりにCa^{2+}がアルブミンと結合するため、相対的に血清 Ca^{2+}濃度は低下する。Ca^{2+}濃度の低下

は筋の硬直をまねく。これを「過換気テタニー」（hyperventilation tetany）という。テタニーの際の手の硬直が産科医の分娩の際の手つきに似ているので「助産婦手位」（obstetrician's hand）という（図⑮）。

「過換気症候群」（hyperventilation syndrome）は、精神的な不安や緊張などによって過呼吸発作が起こることをいう。

4）ばち指

赤血球のヘモグロビンは酸素を運搬するが、酸化ヘモグロビン（酸素と結合したヘモグロビン）が多いと赤く見え、還元ヘモグロビン（酸素と結合してないヘモグロビン）が多いと暗く見える。「チアノーゼ」（cyanosis）は、還元ヘモグロビンが増加して皮膚や粘膜が青紫色になる状態をいい、爪にも見られる（図⑯）。チアノーゼは、還元型ヘモグロビン量が$3 \sim 5\,g/dL$以上になると出現するが、高度の貧血患者では、そもそもヘモグロビン量が少ないので、チアノーゼは起こらない。

細胞が活動するために必要な酸素が不足すると、細胞の機能が低下する。先天性心疾患などで慢性的な酸素不足が続くと指の結合組織が増加し、指の末端が丸く膨れて、「ばち指」（clubbed finger、drumstick finger）になる（図⑯）。また、指の第一関節と爪先の角度は、通常は160度くらいであるが、180度を超え、「ばち状爪」（clubbed nail）になる。ばち指は、スプーンネイル →SECTION 36 と逆の湾曲である。

図⑬　レイノー現象

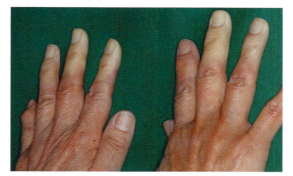

図⑭　強指症

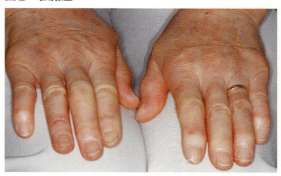

図⑮　助産婦手位

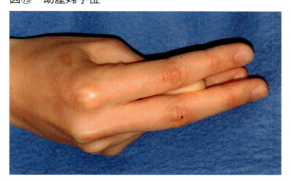

図⑯　ばち指

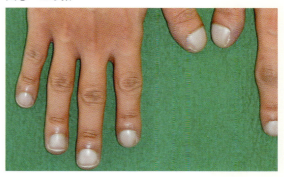

Note 27　舌小帯強直症で機能障害があるときは手術で切除します。

「舌小帯強直症」（ankyloglossia；舌小帯短縮症）は、先天的に舌小帯が短いために舌尖の動きが制限される状態である（図⑰）。強直の程度が軽いときは舌小帯切除術(frenectomy)の必要はない。手術の適応は、舌尖を口蓋につけることができない、舌を前方に出したときに舌の先の中央がハート形にくびれる（図⑱）など、機能制限の程度で判断する。

全身性強皮症における舌小帯強直 →SECTION 35 に対して、舌小帯のみを優先して外科的に治療するという考え方はない。

図⑰　舌小帯強直症

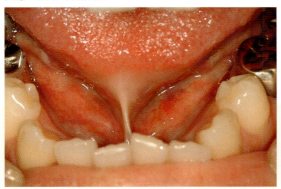

図⑱　舌小帯強直症によるハート型の舌

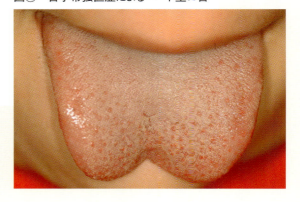

Note 28 鉄欠乏性貧血はヘモグロビン、ヘマトクリット、血清鉄、フェリチンが低下します。

　鉄欠乏性貧血は、ヘモグロビン（血色素）の低下が著しいもので、低色素性の貧血である。

　赤血球数が減少していなくてヘモグロビンの値が低い場合は、血清鉄（トランスフェリンと結合している鉄）、血清フェリチン（貯蔵鉄の量を反映）を調べる。鉄欠乏性貧血は、血清鉄が著しく減少するものであるが、血清鉄はフェリチンから補給されるので、貧血の早期では血清フェリチンの低下が認められる。一方、貧血を改善しようとする生体の反応で、総鉄結合能（TIBC）は増加する。

Note 29 出血傾向とは出血しやすい状態のことです。

　「出血傾向」（bleeding tendency）は、正常な止血機構が破壊されているために生じ、特別な外傷など原因がないのに自然に出血する場合や、きわめてわずかの刺激で出血しやすく、一度出血したら容易に止血しにくい状態である。

　「出血性素因」（hemorrhagic diathesis）は、出血しやすい状態をまねく素因で、血管、血小板、凝固・線溶系のいずれかの異常である。代表的な出血性疾患を表⑥に示す。

表⑥　代表的な出血性素因と疾患

血管壁の異常	血小板の異常	凝固の異常
1) 血管壁の先天性異常 　①遺伝性出血性血管拡張症（osler病） 　②Ehlers-Danlos症候群 2) 血管壁の後天性異常 　①アレルギー性紫斑病 　②単純性紫斑病 　③老人性紫斑病	1) 血小板減少症 　①特発性血小板減少性紫斑病（ITP） 　②薬剤性血小板減少性紫斑病 2) 血小板の機能障害 　①先天性血小板機能異常症 　　・血小板無力症 　　・血小板粘着異常 　②後天性血小板機能異常症	1) 先天性凝固異常 　①血友病A（第Ⅷ因子欠乏症） 　②血友病B（第Ⅸ因子欠乏症） 　③von Willebrand病 2) 疾患による凝固異常 　①ビタミンK欠乏症 　②重度の肝疾患 　③播種性血管内凝固症候群（DIC）

Note 30　出血性素因はまず血小板数、PT、APTTを調べます。

出血性素因のスクリーニングとしての検査は以下のようなものがある。
1) 毛細血管抵抗性試験（Rumpel-Leede法）
2) 出血時間（Duke法）
3) 血小板数
4) 活性化部分トロンボプラスチン時間
5) プロトロンビン時間

血小板については、まず血小板数の検査を行い、必要であれば血小板機能を検査をする。

凝固系は、まずプロトロンビン時間（PT）、活性化部分トロンボプラスチン時間（APTT）の検査を行う。APTTの延長は血友病が疑われる。異常があれば、凝固因子の定量を行う。

図⑲　血液凝固の機序と血液凝固検査

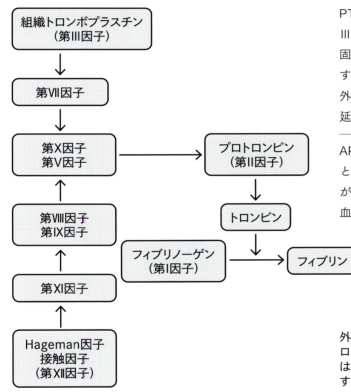

PT：被検血漿に組織トロンボプラスチン（第III因子；図⑲）とCa^{2+}（第IV因子）を入れて凝固（フィブリンが析出）するまでの時間を測定するのがPT。
外因系の異常がわかる。ワルファリン使用者で延長する。

APTT：被検血漿に接触因子（第XII因子；図⑲）とCa^{2+}（第IV因子）を入れて凝固（フィブリンが析出）するまでの時間を測定するのがAPTT。血友病など内因系の異常がわかる。

外因系は、血管が損傷して血液が血管外の組織トロンボプラスチンと接触することで始まる。内因系は血管内皮細胞の損傷で血管壁の膠原線維が露出することで始まる。

Note 31　血腫は治療の必要がありません。

出血が体外へ起こると外出血、組織内や体腔に起こると内出血という。内出血が1ヵ所に貯留した状態を「血腫」(hematoma) という（図⑳）。粘膜下に生じた血腫は自然吸収するので治療の必要がない。

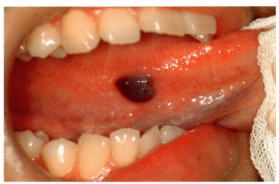

図⑳　血腫

Note 32　口臭は原因を明らかにすることで対処します。

1）口臭の原因

「口臭症」(halitosis) は、呼気中に悪臭を認める真性口臭症（他覚的口臭症）と、他人に認知できるほどの悪臭を検出できない非真性口臭症（主観的口臭症）に大きく分けられる（図㉑）。

真性口臭症は、悪臭の発生部位から口腔内口臭と口腔外口臭に細分類できる。口腔内口臭は、揮発性硫黄化合物 (volatile sulfur compounds; VSC) が主な原因物質であり、舌や歯の表面のバイオフィルムが発生源となる。口腔外口臭には、血液由来口臭 (blood-borne halitosis) と非血液由来口臭がある。前者は糖尿病、肝障害、腎不全などの疾患や食物、薬物などが原因となり、臭い物質が肺を通して呼気中に放出されるもので、後者は上気道・下気道や胃・食道を発生源とする。一方の非真性口臭症には、口臭恐怖症、味覚異常、嗅覚障害などがある。

2）口臭の成分と測定

口臭は、ほとんどが舌苔由来である。舌苔は細菌、剥離上皮細胞、白血球などで構成されている（図㉒）。タンパクの含硫アミノ酸を細菌が分解して、揮発性硫黄化合物 (VSC) を産生する。

VSCを測定する装置に、オーラルクロマ™ (NISSHAエフアイエス；図㉓) がある。VSCの硫化水素 (H_2S)、メチルメルカプタン (CH_3SH)、ジメチルスルフィド [$(CH_3)_2S$] のそれぞれの濃度が分析できる。

3）口腔内口臭への対処

口臭症の原因のほとんどが口腔にあり、特に舌背のバイオフィルムの占める割合が大きいため、舌清掃は口臭予防において重要である。舌清掃には機械的（物理的）方法と化学的方法がある。機械的方法には舌ブラシ、舌スクレイパー、ガーゼ、不織布を用いる方法、化学的方法には洗口剤、歯磨剤、噴霧剤を用いる方法がある。化学的方法は、機械的方法のように技術修得の必要がないため使用法が簡便という特徴がある。そのうち塩化亜鉛含有の液体歯磨のハイザックNリンス（ビーブランド・メディコーデンタル）はVSC抑制効果が認められており、機械的清掃ができない状況において簡便に使用できる。

図㉑　口臭の原因

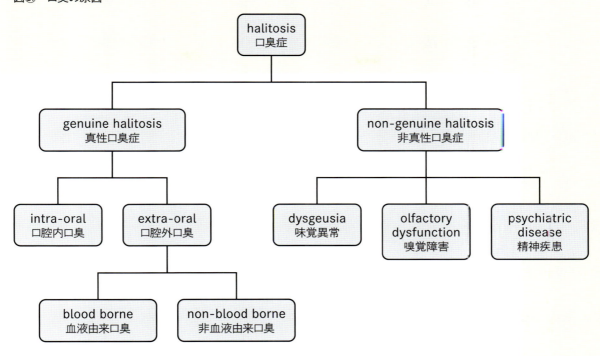

図㉒　舌苔の走査電子顕微鏡写真

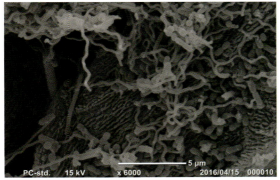

舌の細胞の表面に多数の球菌、桿菌、らせん状菌が認められる（鶴見大学歯学部口腔解剖学講座　下田信治教授撮影）。

図㉓　簡易クロマトグラフィーの「オーラルクロマ™」

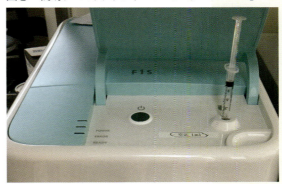

APPENDIX

口腔粘膜疾患の薬物療法

口腔粘膜疾患は、薬物療法が治療の主体となる。歯科薬物療法は、歯科専用薬剤に加えて、医科で使用される全身性の薬物も繁用されている。

歯科専用薬剤には、局所麻酔薬、歯内療法薬、う蝕予防薬、歯周治療薬、口腔用薬、歯科用診断薬がある[32]。そのうちの口腔用薬は、口腔に直接適用するもので、剤形として「外用液剤」「含嗽剤」「軟膏剤・クリーム」「貼付剤」「スプレー」「エアゾール」がある。また経口剤の「菓子錠剤」(トローチ)も、口腔粘膜に直接作用する。

口腔粘膜疾患への対処は、大きく「原因療法」と「対症療法」に分けられる。口腔カンジダ症 →SECTION11〜13 はカンジダが原因なので「抗真菌薬」、帯状疱疹 →SECTION 7 や疱疹性歯肉口内炎 →SECTION 9 はウイルス感染症なので「抗ウイルス薬」、

口腔粘膜の化膿性炎 →SECTION 18 には「抗菌薬」、これらは原因に対する治療なので原因療法である。また褥瘡性潰瘍 →SECTION 22、義歯性線維腫 →SECTION 23、歯肉増殖症 →SECTION 27 は、原因となる義歯や歯周病の治療によって病変が改善・消失する可能性がある。これらも原因療法である。一方、天疱瘡・類天疱瘡 →SECTION 33、シェーグレン症候群 →SECTION 34、口腔扁平苔癬 →SECTION 21 などの自己免疫病理が関連する疾患や、原因不明の孤立性アフタ、慢性再発性アフタ →SECTION 40 は原因療法がないので、対症療法での症状軽減に主眼が置かれる。

口腔粘膜疾患の薬物療法を、原因療法と対症療法に分けて整理する。

I. 口腔粘膜疾患の原因療法

1 抗真菌薬

口腔カンジダ症 → SECTION 11〜13 ならびに
カンジダ関連病変 → SECTION 14〜16 に対する治療薬である。

アムホテリシンB

a. 薬剤の特徴

アムホテリシンB（ファンギゾン®シロップ100mg/mL）は古くからある薬で、強力な抗真菌活性をもつ。飲んでも体内にほとんど吸収されないので、口腔を含む消化管の表層のカンジダ症だけに有効である。

b. 具体的な使用方法

口腔カンジダ症に対しての使用方法は1mL（アムホテリシンBとして100mg）のシロップを舌で口腔に広くいきわたらせ、できるだけ長く含んだ後に嚥下する。これを1日2〜4回、食後に行う。

c. 使用時の注意点

吐き気や食欲不振などの胃腸症状がみられることがある。

ミコナゾール

a. 薬剤の特徴

ミコナゾール（フロリードゲル経口用2％）はアゾール系抗真菌薬で、ゲル剤とすることで局所での治療効果を高める薬剤である。肝臓ですぐに代謝され体内にほとんど移行しないため、深在性真菌症には有効ではない。また、他の薬剤と相互作用を起こすことがあるので、常用薬に注意が必要である。

b. 具体的な使用方法

フロリードゲル経口用2％（図1）は1日10〜20g（5gチューブは2〜4本；20gチューブは半分〜1本）を4回に分け（毎食後、就寝前）使用する。口腔内にまんべんなくいきわたらせ、できるだけ長く含んだ後、嚥下する（図2）。ゲルを口腔内に入れる方法は、

- チューブから直接口に入れる
- いったんスプーンに出して口へ入れる
- いったん指につけて口へ入れる

などの方法がある（図3）。その後30分から1時間は、できるだけ飲食やうがいを行わないようにする。投与期間は原則14日間であり、7日間投与して効果がみられない場合は中止する。

c. 使用時の注意点

本剤は真菌細胞壁のエルゴステロール合成に関与するチトクローム（シトクローム）P-450を阻害し薬効を発揮する。このため一部の薬剤の肝での代謝分解を妨げ、その薬の血中濃度が上昇して副作用が出やすくなる。そのため併用禁忌が多い（表1）。新薬が出るたび併用禁忌が増えるので、つねに最新の添付文書情報を確認しなくてはならない。また、妊婦または妊娠している可能性のある婦人には投与禁忌である。

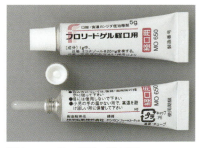

図1　フロリードゲル経口用。

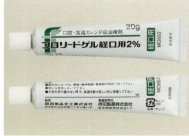

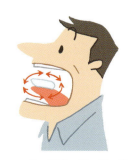

図2　フロリードゲル経口用の使用法。口腔内にまんべんなくいきわたらせ、できるだけ長く含んだ後、嚥下する。

イトラコナゾール

a. 薬剤の特徴

イトラコナゾール(イトリゾール®内用液1%)はミコナゾールと同じアゾール系抗真菌薬である。ミコナゾールやアムホテリシンBに比較すると体内動態がよいので、イトラコナゾール内服薬は、表在性真菌症に加えて深在性真菌症(内臓真菌症、深在性皮膚真菌症)に対しても効果がある。口腔領域では、難治性の肥厚性カンジダ症→SECTION 13 に有効である。

b. 具体的な使用方法

口腔カンジダ症に対しては難治性のものに限り使用する。通常、成人はイトラコナゾールとして200mg(20mL)を1日1回、空腹時に経口服用する。

c. 使用時の注意点

本剤もミコナゾールと同じアゾール系薬剤であり、シトクロームP-450と親和性を有するため、シトクロームP-450で代謝される薬剤の代謝を阻害し、血中濃度を上昇させる可能性がある。したがって、ミコナゾールと同様に薬剤を常用している患者には注意を要する。必ず最新の添付文書情報を確認しなければならない。また、肝障害・腎障害でコルヒチン投与中、重篤な肝疾患、妊婦または妊娠の可能性がある場合は禁忌である。

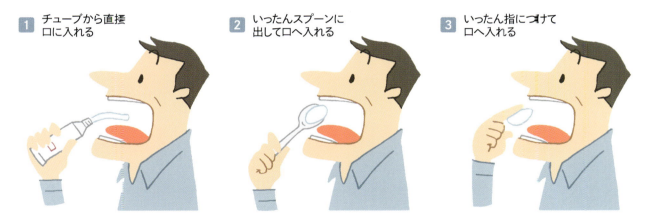

図3 ゲルを口腔内に入れる際は、図に示す方法がある。

表1 ミコナゾールとの併用禁忌の薬剤

薬の種類	一般名(商品名)
抗凝固薬	ワルファリンカリウム(ワーファリン錠)
抗凝固薬	リバーロキサバン(イグザレルト®錠)
睡眠薬	トリアゾラム(ハルシオン®錠)
抗高脂血症	シンバスタチン(リポバス®錠)
抗高脂血症	ロミタピドメシル酸塩(ジャクスタピッド®カプセル)
抗精神病薬	ピモジド(オーラップ®錠)
抗精神病薬	ブロナンセリン(ロナセン®錠)
抗精神病薬	ルラシドン塩酸塩(ラツーダ®錠)

薬の種類	一般名(商品名)
抗不整脈薬	キニジン硫酸塩(キニジン)
降圧薬	アゼルニジピン(カルブロック®錠)
降圧薬	オルメサルタン メドキソミル/アゼルニジピン配合錠(レザルタス®配合錠)
降圧薬	ニソルジピン錠(バイミカード®錠)
片頭痛の薬	エルゴタミン酒石酸塩(クリアミン配合錠)
片頭痛の薬	ジヒドロエルゴタミンメシル酸塩(ジヒデルゴット®錠) ©2016年販売中止
抗ウイルス薬	アスナプレビル(スンベプラ®カプセル)

I. 口腔粘膜疾患の原因療法

2 抗ウイルス薬

帯状疱疹 →SECTION 7、疱疹性歯肉口内炎 →SECTION 9、口唇ヘルペス →SECTION 10 などウイルス疾患に対する薬剤である。

アシクロビル

a. 薬剤の特徴
アシクロビル（ゾビラックス®錠200/400など）は"ヘルペス群ウイルス"に対して抗ウイルス作用を示す。抗ウイルス薬は、発病初期に近いほど効果が期待できるので、早期の投与開始が望ましい。

b. 具体的な使用方法
単純疱疹に対しては1回200mgを1日5回の経口投与（成人量）、帯状疱疹に対しては1回800mgを1日5回経口投与（成人量）する。内服薬の剤形は、ゾビラックス®の200mg錠と400mg錠があり、その他にシロップやドライシロップもある。口唇ヘルペスには、ゾビラックス®軟膏を塗布する。

本剤の投与期間は、疱疹性歯肉口内炎に対しては5日間、帯状疱疹に対しては7日間、口唇ヘルペスに対するゾビラックス®軟膏は7日間が一応の目安である。

注射用アシクロビル（ゾビラックス®点滴静注用）は、悪性腫瘍、自己免疫疾患などの免疫機能低下患者に適用される。

c. 使用時の注意点
腎障害のある患者、または腎機能の低下している患者や高齢者では、精神神経系の副作用が現れやすいので、投与間隔を考慮するなどの注意が必要である。

バラシクロビル

a. 薬剤の特徴
バラシクロビル塩酸塩（バルトレックス®錠500）は、アシクロビルの改良型（プロドラッグ）で、アシクロビルの投与回数が1日5回であったものが、1日2～3回でと少なくてすむように開発されたものである。

プロドラッグとは、薬剤を合理的に利用するための1つの工夫で、薬剤投与後に生体内で活性型になり、目的の部位に薬剤が運ばれたときに最大の効果を現すように考えられたものである。バラシクロビルの場合、アシクロビルにバリンをエステル結合させ、消化管吸収を改善させたものである。

b. 具体的な使用方法
単純疱疹には1回500mgを1日2回、5日間経口投与、帯状疱疹には1回1,000mgを1日3回、7日間経口投与する。

c. 使用時の注意点
腎障害のある患者、または腎機能の低下している患者や高齢者では、意識障害などの精神神経系の副作用が現れやすいので、投与間隔を延長するなどの注意が必要である。

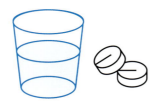

ファムシクロビル

a. 薬剤の特徴

　ファムシクロビル（ファムビル®錠250mg）は、ペンシクロビルのプロドラッグ製剤である。上述のバラシクロビルは体内でアシクロビルに変換されるプロドラッグであり、抗ウイルス作用を示す有効成分はアシクロビルなので、このファムシクロビルの活性体のペンシクロビルは、単純疱疹や帯状疱疹に適応のある薬剤としては、アシクロビルに次いで2剤目ということになる。

b. 具体的な使用方法

　単純疱疹には1回250mgを1日3回、5日間投与する。帯状疱疹には、1回500mgを1日3回、7日間投与する。

c. 使用時の注意点

　腎障害のある患者は、腎機能（クレアチニンクリアランス）に応じた投与間隔と投与量の調整が必要である。

アメナメビル

a. 薬剤の特徴

　アメナメビル（アメナリーフ®錠200mg）は、これまでの抗ヘルペスウイルス薬とは作用機序が異なる経口抗ヘルペスウイルス薬である。ヘルペスウイルス自身がコードするDNA複製に必須の酵素のうち、ヘリカーゼ・プライマーゼ複合体の活性を阻害することにより水痘・帯状疱疹ウイルスおよび単純ヘルペスウイルスに対して高い抗ウイルス活性を示す（表2）。

b. 具体的な使用方法

　帯状疱疹に適応がある。1回に2錠（400mg）を1日1回食後に経口投与する。原則として7日間投与する。

c. 使用時の注意点

　リファンピシン投与中の患者には使用できない。

表2　単純疱疹と帯状疱疹に適応のある主な抗ウイルス薬

一般名	商品名	作用機序	適応
アシクロビル	ゾビラックス®など	DNAポリメラーゼ阻害	単純疱疹、帯状疱疹
バラシクロビル	バルトレックス®など	DNAポリメラーゼ阻害	単純疱疹、帯状疱疹、水痘
ファムシクロビル	ファムビル®など	DNAポリメラーゼ阻害	単純疱疹、帯状疱疹
アメナメビル	アメナリーフ®	ヘリカーゼ・プライマーゼ阻害	帯状疱疹

ビダラビン

a. 薬剤の特徴

　ビダラビン（アラセナ－A軟膏3%/クリーム3%）はヘルペスウイルスの増殖を抑える薬剤であり、上記の薬剤と同様に帯状疱疹や口唇ヘルペスの治療に用いる。アシクロビルなどに比較して副作用が強いため、軟膏剤として使用するのが一般的である。

b. 具体的な使用方法

　患部に適量を1日1〜4回塗布する。

I. 口腔粘膜疾患の原因療法

3 抗菌薬

口腔領域の化膿性炎は歯性感染症が多い。細菌感染に対する治療法は抗菌薬である。粘膜疾患では、壊死性潰瘍性歯肉口内炎 →SECTION 17、口腔粘膜の化膿性炎 →SECTION 18、化膿性唾液腺炎 →SECTION 19 に対して抗菌薬が用いられる。また口内炎に二次的に感染している場合も抗菌薬は有効だと考えられる。口腔に用いる抗菌薬は、内服や点滴で全身的に投与される薬剤と、軟膏剤やトローチとして主に局所で作用する製剤がある。

全身的薬物療法

口腔連鎖球菌と嫌気性菌を標的菌とする歯性感染症治療には、"ペニシリン系薬"および"βラクタマーゼ阻害薬ペニシリン系薬"を第一選択とすることが抗菌薬の適正使用につながると考えられている[33]。口腔粘膜の化膿性炎や化膿性唾液腺炎も口腔常在菌が関与するため、このようなガイドラインは参考になると考えられる。

歯性感染症に対する経口剤は、「歯周組織炎」「歯冠周囲炎」にはアモキシシリンが第一選択薬で、アレルギーがある場合はクリンダマイシン、アジスロマイシン、クラリスロマイシンが推奨されている。より重症の「顎炎」「顎骨周囲の蜂巣炎」にはβラクタマーゼ阻害薬配合のスルタミシリンやクラブラン酸・アモキシシリンが推奨されている[33]。

局所的薬物療法

a. 軟膏剤

テトラサイクリン塩酸塩（1g中30mg）を主剤とし、カルメロースナトリウム（カルボキシメチルセルロース、CMC）などを基剤とする歯科用の製剤がある（表3）。「抜歯創・口腔手術創の二次感染」や「ドライソケット」によく用いられているが、粘膜疾患には、「歯周組織炎」「感染性口内炎」に対しても適応がある。したがって壊死性潰瘍性歯肉口内炎や、二次感染した潰瘍性口内炎 →SECTION 42 に用いることができる。また、適応からは外れるが孤立性アフタや慢性再発性アフタ →SECTION 40 の潰瘍面を被覆し、創を保護する効果もあると考えられる。

b. 硫酸塩含嗽剤

口内炎の適応はないが、「口腔手術創の二次感染」に対して用いられる含嗽剤として、フラジオマイシン硫酸塩散（デンターグル®含嗽用散20mg/包）などがある。デンターグル®には、消毒薬のベンゼトニウム塩化物が添加されている。

c. トローチ

感染性口内炎に適応のあるトローチには、テトラサイクリン塩酸塩トローチ（アクロマイシン®トローチ）がある。

表3　抗菌薬の軟膏剤、含嗽剤、トローチ

一般名	商品名	適応	用法
テトラサイクリン塩酸塩・エピジヒドロコレステリン	テトラサイクリン・プレステロン歯科用軟膏	歯周組織炎、抜歯創・口腔手術創の二次感染、感染性口内炎	1日数回、患部に適量を塗布または塗擦
オキシテトラサイクリン塩酸塩(ヒドロコルチゾン含有)	テラ・コートリル®軟膏	外傷・熱傷および手術創等の二次感染、歯周組織炎、感染性口内炎、舌炎	口腔内疾患には毎日または隔日に少量宛患部に注入または塗擦
フラジオマイシン含嗽剤	デンターグル®含嗽用散20mg/包	抜歯創・口腔手術創の二次感染	フラジオマイシン硫酸塩として、通常60mg（力価）を用時約500mLの水または微温湯に溶解し、1日数回に分けて洗口
テトラサイクリン塩酸塩トローチ	アクロマイシン®トローチ15mg	抜歯創・口腔手術創の二次感染、感染性口内炎	通常1日4～9錠[1錠中テトラサイクリン塩酸塩として15mg（力価）を含有]を数回に分け、口中、舌下、頬腔で溶かしながら用いる

口腔粘膜疾患アトラス

APPENDIX

4　口腔粘膜殺菌消毒薬

含嗽剤

　含嗽剤は、「消毒薬の入った含嗽剤」と「抗炎症薬の入った含嗽剤」に分けられる。消毒薬は「感染性の口内炎」に対して原因療法になると考えられるが、どの程度有用であったかを評価することは難しい。

　ポビドンヨード（イソジン®ガーグル液7％など）

は口内炎 → SECTION 17・39・40・42、「抜歯創を含む口腔創傷の感染予防」「口腔内の消毒」に適応がある（表4）。その他、口内炎の適応がないが「口腔内消毒」や「抜歯創の感染予防」に対して用いられる含嗽剤に、ベンゼトニウム塩化物（ネオステリン®グリーンうがい液0.2％、ベンゼトニウム塩化物うがい液0.2％）がある。

表4　口腔粘膜殺菌消毒薬

一般名	商品名	適応	用法
ポビドンヨード含嗽液	イソジン®ガーグル液7％	口内炎、抜歯創を含む口腔創傷の感染予防、口腔内の消毒	用時15〜30倍（2〜4mLを約60mLの水）に希釈し、1日数回含嗽
ベンゼトニウム塩化物	ネオステリン®グリーンうがい液0.2％	口腔内の消毒、抜歯創の感染予防	口腔内の消毒にはベンゼトニウム塩化物として0.004％（50倍希釈）溶液として洗口
	ベンゼトニウム塩化物うがい液0.2％		

トローチ

　ドミフェン臭化物トローチ（オラドール®トローチ0.5mg、オラドールS®トローチ0.5mg）、デカ

リニウム塩化物トローチ（SPトローチ0.25mg）、セチルピリジニウム塩化物トローチ2mgなどが口内炎に対して適応がある。

APPENDIX　145

Ⅱ. 口腔粘膜疾患の対症療法

1 ステロイド性抗炎症薬

ステロイド性抗炎症薬は、孤立性アフタ、慢性再発性アフタ、天疱瘡・類天疱瘡、口腔扁平苔癬、ベル麻痺 →NOTE 13・14、ハント症候群 →SECTION 8 →NOTE 13・14、全身性強皮症 →SECTION 35、特発性血小板減少性紫斑病 →SECTION 38、多形滲出性紅斑 →NOTE 21 に対して全身的あるいは局所的に用いられる。ウイルス疾患やカンジダ症などの感染症には原則として禁忌であり、外傷性の潰瘍性口内炎 →SECTION 42 に対しては、創の治癒を遅らせる可能性もあることからその使用には注意を要する。口腔に使用するためのステロイド性抗炎症薬の外用剤として軟膏剤、貼付剤、噴霧剤がある。

軟膏剤

a. 薬剤の特徴

　副腎皮質ステロイド薬を主剤とする軟膏にはデキサメタゾンとトリアムシノロンアセトニドがある。デキサメタゾンにはアフタゾロン®口腔用軟膏0.1％などがあり、トリアムシノロンアセトニドにはオルテクサー®口腔用軟膏0.1％がある（表5）。このような口腔用ステロイド軟膏は、口腔粘膜に付着しやすいようにカルボキシメチルセルロースなどの増粘剤が添加されている。孤立性アフタ、慢性再発性アフタ →SECTION 40、天疱瘡・類天疱瘡 →SECTION 33、口腔扁平苔癬 →SECTION 21 に対して用いることができる。

　デキサメタゾンとトリアムシノロンアセトニドの他に、ヒドロコルチゾン酢酸エステルの軟膏がある。この口腔用軟膏は、ステロイド性抗炎症薬に他の薬剤が配合されている。デスパコーワ口腔用クリームは、ヒドロコルチゾン（軟膏1g中5mg）に消毒薬（クロルヘキシジン塩酸塩とベンザルコニウム塩化物）と抗ヒスタミン薬（ジフェンヒドラミン）が配合されている。ヒノポロン®口腔用軟膏は、ヒドロコルチゾン（軟膏1g中5mg）にヒノキチオールとアミノ安息香酸エチルが配合されている。テラ・コートリル®軟膏は、ヒドロコルチゾン（軟膏1g中10mg）とテトラサイクリン（軟膏1g中30mg）の合剤である。これらは「感染をともなう歯肉口内炎」（辺縁性歯周炎など）を想定した製剤であるが、副腎皮質ステロイドが創傷の治癒を遅らせる可能性があることを念頭に置いておかなければならない。

b. 具体的な使用方法

　適量を添付文書に従い局所に塗布する。症状により適宜増減する。口腔用軟膏は、粘膜表面が唾液で濡れていると付着しにくい。ガーゼなどで軽く唾液をぬぐってから使用すると比較的長く付着している。

c. 使用時の注意点

　口腔用ステロイド軟膏を大量に長期間使用することによって、口腔カンジダ症 →SECTION11〜13 が出現することがある。口腔用ステロイド軟膏の長期使用は避けなければならず、もし長期に使用しても口内炎の症状が改善されない場合は、口腔用ステロイド軟膏が適応とはならない別の病変が疑われるので、専門の施設に相談する必要がある。

APPENDIX

表5　歯科・口腔外科疾患に適応のあるステロイド性抗炎症薬

成分	商品名	剤形	適応	用法
デキサメタゾン	アフタゾロン®口腔用軟膏0.1%	軟膏剤	びらんまたは潰瘍をともなう難治性口内炎および舌炎	適量を1日1〜数回患部に塗布
	デキサメタゾン軟膏口腔用0.1%			
	デルゾン®口腔用軟膏0.1%			
	デキサルチン®口腔用軟膏1mg/g			
	デカドロン錠	経口剤（錠剤）	難治性口内炎および舌炎（局所療法で治癒しないもの）	デキサメタゾンとして通常成人1日0.5〜8mgを1〜4回に分割経口投与
	デカドロンエリキシル0.01%	経口剤（エリキシル剤）		
	デキサメサゾンエリキシル0.01%			
	デカドロン®注射液	注射剤	難治性口内炎および舌炎（局所療法で治癒しないもの）	成人1回1.65〜5.0mgを軟組織内注射（原則として投与間隔を2週間以上とすること）
	デキサート®注射液			
トリアムシノロンアセトニド	オルテクサー®口腔用軟膏0.1%	軟膏剤	慢性剥離性歯肉炎、びらんまたは潰瘍をともなう難治性口内炎および舌炎	適量を1日1〜数回患部に塗布
	アフタッチ®口腔用貼付剤25μg	貼付剤	アフタ性口内炎	1患部に1回1枚（錠）ずつを1日1〜2回、患部粘膜に貼付（付着）
	アフタシール® 25μg	貼付剤（フィルム状）		
	ワブロン口腔用貼付剤25μg			
	ケナコルト-A®水懸注	注射剤	難治性口内炎および舌炎（局所療法で治癒しないもの）	成人1回2〜40mgを軟組織内注射（原則として投与間隔を2週間以上とすること）
ベクロメタゾンプロピオン酸エステル	サルコート®カプセル外用50μg	カプセル剤（外用）	びらんまたは潰瘍をともなう難治性口内炎	1回1カプセルを1日2〜3回、専用の小型噴霧器を用いて患部に均一に噴霧
ヒドロコルチゾン酢酸エステル（配合剤）	デスパコーワ口腔用クリーム	クリーム	アフタ性口内炎、孤立性アフタ、褥瘡性潰瘍、辺縁性歯周炎	適量を1日3〜4回炎症部位に塗布
	ヒノポロン®口腔用軟膏	軟膏剤	急性歯肉炎、辺縁性歯周炎	患部に1日1回適量を注入、または1日1〜3回適量を塗布
	テラ・コートリル®軟膏	軟膏剤	外傷・熱傷および手術創等の二次感染、歯周組織炎、感染性口内炎、舌炎	毎日または隔日に少量宛患部に注入または塗擦
ヒドロコルチゾン	コートリル®錠10mg	経口剤（錠剤）	難治性口内炎および舌炎（局所療法で治癒しないもの）	ヒドロコルチゾンとして通常成人1日10〜120mgを1〜4回に分割して経口投与
プレドニゾロン	プレドニゾロン錠*	経口剤（錠剤）	難治性口内炎および舌炎（局所療法で治癒しないもの）	プレドニゾロンとして通常成人1日5〜60mgを1〜4回に分割経口投与
	プレドニン錠*			
ベタメタゾン	ベタメタゾン錠0.5mg	経口剤（錠剤）	難治性口内炎および舌炎（局所療法で治癒しないもの）	ベタメタゾンとして通常成人1日0.5〜8mgを1〜4回に分割経口投与
	リネステロン®散0.1%	経口剤（錠剤）		

多形滲出性紅斑、天疱瘡・類天疱瘡、顔面神経麻痺に適応のあるステロイド性抗炎症薬の注射剤、経口剤ならびに外用剤は表に含めなかった。
*耳鼻咽喉科領域での適応（耳鼻咽喉科領域疾患として難治性口内炎および舌炎に適応）のある注射剤は省略した。

APPENDIX　147

Ⅱ. 口腔粘膜疾患の対症療法

1 ステロイド性抗炎症薬

貼付剤

a. 薬剤の特徴
トリアムシノロンアセトニド貼付剤のアフタッチ®口腔用貼付剤は錠剤の形（図4）、アフタシール®は丸く小さいシート状のものである。いずれもトリアムシノロンアセトニド25μg（0.025mg）が含有されている。アフタ性口内炎に適応があり、孤立性アフタ、慢性再発性アフタ→SECTION 40 などに対して使用する。

b. 具体的な使用方法
通常、1つのアフタに1回1錠（1枚）を、1日1～2回、白色面を患部粘膜に付着させて用いる。なお、症状により適宜増量する。

c. 使用時の注意点
感染性疾患には使用できない。

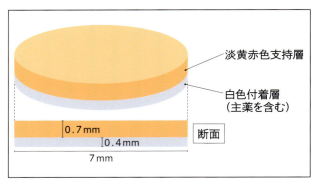
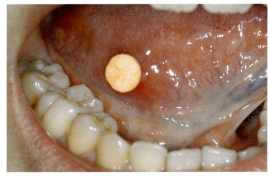

図4　錠剤の形をした貼付剤。

噴霧剤

a. 薬剤の特徴
ベクロメタゾンプロピオン酸エステル（サルコート®カプセル外用）の噴霧剤は、びらんまたは潰瘍をともなう難治性口内炎に適応があり、口腔扁平苔癬→SECTION 21 や天疱瘡・類天疱瘡→SECTION 33 に対して用いられる。また、多発性アフタにも使用しやすく、慢性再発性アフタや孤立性アフタのうち軟膏剤や貼付剤が使用しにくい口腔の後方や咽頭の病変に対して有用性がある。本剤は1カプセルにベクロメタゾンが50μg（0.05mg）含有されている。

本剤の基剤はヒドロキシプロピルセルロースを主成分とする高分子剤からなり、これによって口腔内粘膜に付着する。ヒドロキシプロピルセルロースは唾液によって膨潤し、薄層となって患部を被覆保護する。

b. 具体的な使用方法
1回1カプセルを1日2～3回、専用の小型噴霧器（パブライザー）を用いて患部に均一に噴霧する。なお、症状により適宜増減する。噴霧するときには呼吸を止めて、肺に吸引しないようにする。

c. 使用時の注意点
口腔内に感染をともなう患者には禁忌である。
本剤は剤形がカプセルであるが、あくまでも外用剤であるので内服しないこと。

以上のような外用剤の局所療法で治癒しないものには、経口剤や注射剤が適応となる（147ページ表5）。

2 アズレンスルホン酸ナトリウム

含嗽剤

アズレンスルホン酸ナトリウムは、抗炎症作用、抗アレルギー作用、創傷治癒促進の効果が期待できる。「口内炎」「急性歯肉炎」「舌炎」「口腔創傷」に適応があるので、壊死性潰瘍性歯肉口内炎 →SECTION 17、褥瘡性潰瘍 →SECTION 22、カタル性口内炎 →SECTION 39、潰瘍性口内炎 →SECTION 42、帯状疱疹 →SECTION 7、疱疹性歯肉口内炎 →SECTION 9、孤立性アフタ、慢性再発性アフタ →SECTION 40、天疱瘡・類天疱瘡 →SECTION 33、口腔扁平苔癬 →SECTION 21、「シェーグレン症候群などの口腔乾燥症に起因する口内炎」→SECTION 34に応用可能である。その他、地図状舌 →SECTION 45、溝状舌 →SECTION 46、正中菱形舌炎 →SECTION 47などのうち、二次的な炎症で痛みをともなっているケースに対しても有効である。

アズレンスルホン酸ナトリウムの含嗽剤（表6）は、錠剤、顆粒剤・散剤、液剤などの剤形があり、これらを水に溶かして含嗽する。

表6　アズレンスルホン酸ナトリウム含嗽・洗口液口腔粘膜殺菌消毒薬

成分	商品名	剤形	用量*
アズレンスルホン酸ナトリウム水和物	アズノール®錠2mg	錠剤	1回4〜5mg（2〜3錠）
	アズレン錠2mg		
	アズレン含嗽用散0.4%	顆粒剤、散剤	1回4〜5mg（1包1.5gの製品は6mg含有）
	アズレン含嗽用顆粒0.4%		
	エマーゲン®顆粒含嗽用0.4%		
	バウロ®散含嗽用0.4%		
	アズガグル®うがい液T4%	液剤	1回4〜6mg（4〜5滴）
	アズレイ®うがい液4%		1回4〜6mg（4〜5滴）
	アズレンうがい液4%		1回4〜6mg（4〜6滴）
	アボダース®うがい液4%		1回4〜6mg（4〜5滴）
	アズレワン®うがい液1%		1回4〜6mg（9〜13滴）
	アーズミンうがい液1%		1回4〜6mg（約0.4〜0.6mLまたは約15〜23滴）
アズレンスルホン酸ナトリウム水和物・炭酸水素ナトリウム	AZ含嗽用配合細粒「NP」	顆粒剤、散剤	1回1包（2g）
	含嗽用ハチアズレ®顆粒		

*用法は、適量（約100mL）の水または微温湯に溶解し、1日数回含嗽する。

トローチ

アズレンスルホン酸ナトリウム徐放性挿入錠（アズノール®ST錠口腔用5mg）は、口内炎、急性歯肉炎、舌炎、口腔創傷に適応がある。通常1回1錠を1日4回左右いずれかの上顎の歯肉口唇移行部に挿入する。

II. 口腔粘膜疾患の対症療法

3 表面麻酔薬

潰瘍性口内炎 → SECTION 42 、壊死性潰瘍性歯肉口内炎 → SECTION 17 、帯状疱疹 → SECTION 7 などで痛みが強く、接触痛のために食物摂取困難なときには、表面麻酔薬のリドカイン塩酸塩ビスカス（キシロカイン®ビスカス2%）やリドカイン塩酸塩ゼリー（キシロカイン®ゼリー2%）を口腔内全体に含ませて、一時的な表面麻酔効果を期待するのも1つの方法である。ただし、これらの薬剤に口内炎の適応はない。

4 人工唾液

人工唾液（エアゾール）

a. 薬剤の特徴

人工唾液（サリベート®エアゾール）は、「シェーグレン症候群による口腔乾燥症」 → SECTION 34 と「頭頸部の放射線照射による唾液腺障害に基づく口腔乾燥症」に適応がある噴霧式エアゾール剤である。

b. 具体的な使用方法

通常1回に1〜2秒間口腔内に1日4〜5回噴霧する。1回（1〜2秒間）の噴霧液量は、約1mL（約1g）である。

症状により適宜増減する。使用に際して、缶をよく振ってから使用すること、缶を垂直に立てて噴霧すること、使用後は噴射口付近をよく拭きとり清浄に保存することなどの注意が必要である。1回1秒間の噴霧を30回以上行うと、1回当たりの噴霧液量が少なくなるので、噴霧時間を適宜延長すること。

c. 使用時の注意点

副作用は多くないが、嘔気、味覚変化、腹部膨満感などの報告がある。

5　唾液分泌促進薬(コリン作動薬)

セビメリン塩酸塩

a. 薬剤の特徴

　セビメリン塩酸塩水和物(サリグレン®カプセル、エボザック®カプセル)は、「シェーグレン症候群患者の口腔乾燥症状の改善」に対して適応がある。本剤は、ムスカリン受容体(M3)刺激薬であり、残存している唾液腺を刺激することによって唾液分泌促進を期待する。

　服用後1～2時間で唾液分泌効果が現れ、即効的である。しかもこの唾液分泌刺激効果は投与時の一次的なものだけではなく、長期間継続して投与した時点での唾液分泌量が投与開始前の唾液分泌量に比較して有意に増加する。また、セビメリン塩酸塩投与後の口腔乾燥感、飲水切望感などの自覚症状も改善している。したがって、本剤は長期投与によって有用性が得られる薬剤であると考えられる。ただし、唾液腺の障害が高度で残存唾液腺が少ない場合は、効果が期待できない。

b. 具体的な使用方法

　内服薬である。投与量は1回30mgを1日3回投与となっているが、はじめからこの量を投与すると副作用発現率が高くなる。そこで最初の2週間は1日1カプセル、次の2週間は同量に維持するか1日2カプセルに増量、次からは効果と副作用をみながら減量、同量、増量を決めて継続投与する。このような低用量から始める投与法は副作用が出にくい。

c. 使用時の注意点

　投与禁忌は、重篤な虚血性心疾患のある患者、気管支喘息および慢性閉塞性肺疾患の患者、消化器および膀胱頸部に閉塞のある患者、てんかんのある患者、パーキンソニズムまたはパーキンソン病の患者、虹彩炎のある患者である。

　副作用は、消化器障害、皮膚・皮膚付属器障害(多汗など)、泌尿器系障害(頻尿など)、頭痛であり、消化器症状の出現率が比較的高い。消化器症状は嘔気、下痢、嘔吐、腹痛、腹部不快感、食欲不振などである。副作用発現時期は比較的早く、多くは1週間以内で、全副作用のうち約7割が4週目までに発現している。

ピロカルピン塩酸塩

a. 薬剤の特徴

　ピロカルピン塩酸塩錠(サラジェン®錠5mg)ならびにピロカルピン塩酸塩顆粒(サラジェン®顆粒0.5％)は「頭頸部の放射線治療にともなう口腔乾燥症状の改善」「シェーグレン症候群の口腔乾燥症状の改善」に対して適応があるコリン作動薬である。本剤の効果と副作用はセビメリン塩酸塩と類似しているが、セビメリン塩酸塩ほどM3受容体への特異性が高くない。服用後の血中濃度の上昇は早いが、半減期が短いなどの相違点がある。

b. 具体的な使用方法

　通常、成人にはピロカルピン塩酸塩として1回5mgを1日3回、食後に経口投与する。

c. 使用時の注意点

　投与禁忌は、重篤な虚血性心疾患のある患者、気管支喘息および慢性閉塞性肺疾患の患者、てんかんのある患者、消化管および膀胱頸部に閉塞のある患者、てんかんのある患者、パーキンソニズムまたはパーキンソン病の患者、虹彩炎の患者、本剤の成分に対し過敏症の既往歴のある患者である。

　副作用は、多汗、頭痛、嘔気、ほてり、頻尿、嘔吐、めまい、腹痛、鼻炎、咳、高血圧、倦怠感などである。副作用として多汗が多くみられるが、この副作用を軽減するため1回投与量を減らして半量(2.5mg)とし、1日4回投与するという試みがなされている。

引 用 文 献

1. El-Naggar AK, Chan JKC, Grandis JR, Takata T, Slootweg PJ (eds). WHO Classification of Head and Neck Tumours. 4th ed. Lyon: International Agency for Research on Cancer, 2017.

2. 出雲俊之，桐田忠昭，草間幹夫，佐藤 徹，篠原正徳，新谷 悟，他．舌癌取扱い指針　ワーキング・グループ案（第1版）．日口腔腫瘍会誌 2005; 17: 13-85.

3. 出雲俊之，大関 悟，岡田憲彦，岡部貞夫，岡崎雄一郎，桐田忠昭，他．下顎歯肉癌取扱い指針　ワーキング・グループ案（第1版）．日口腔腫瘍会誌 2007; 19: 37-124.

4. Warnakulasuriya S, Johnson NW, van der Waal I. Nomenclature and classification of potentially malignant disorders of the oral mucosa. J Oral Pathol Med 2007; 36: 575-80.

5. 下野正基，高田 隆，田沼順一，豊澤 悟（編集）．新口腔病理学 第2版．東京：医歯薬出版，2018.

6. 堀内孝彦，大澤 勲，岡田秀親，塚本 浩，中尾実樹，木下タロウ，他．遺伝性血管性浮腫（HAE）ガイドライン 2014年版．補体 2014; 51: 24-30.

7. Cicardi M, Banerji A, Bracho F, Malbrán A, Rosenkranz B, Riedl M, et al. Icatibant, a new bradykinin-receptor antagonist, in hereditary angioedema. N Engl J Med 2010 5; 363（6）: 532-541.

8. 中川洋一，上川善昭，岩渕博史．臨床・介護ですぐ対応 知っておきたい！口腔カンジダ症．京都：永末書店，2013.

9. 中川洋一．紅斑性カンジダ症への口腔乾燥と義歯のかかわり．日補綴歯会誌 2018; 10: 32-39.

10. Nakamura S, Okamoto MR, Yamamoto K, Tsurumoto A, Yoshino Y, Iwabuchi H, Saito I, Maeda N, Nakagawa Y. The *Candida* species that are important for the development of atrophic glossitis in xerostomia patients. BMC Oral Health 2017; 17（1）: 153.

11. 槇村浩一．真菌検査法カラーアトラス 主要病原 Candida 属分離鑑別のための呈色培地における各種酵母の集落性状．深在性真菌症 2008; 4（1）: 35-37.

12. 深在性真菌症のガイドライン作成委員会．深在性真菌症の診断・治療ガイドライン 2014．東京：協和企画，2014.

13. 山口英世．病原真菌と真菌症 第4版．東京：南山堂，2007.

14. 中川洋一．口腔カンジダ症の検査と処方．金子明寛，富野康日己，青木洋介，佐野公人，柴原孝彦，川辺良一，他（編集）．歯科におけるくすりの使い方 2019-2022．東京：デンタルダイヤモンド社，2018: 120-121.

15. 赤川安正，池邉一典，佐々木啓一，志賀 博，中山健夫，長岡英一，他．有床義歯補綴診療のガイドライン（2009改訂版）．日補綴歯会誌 2009; 1: i, E205-E283. (http://www.hotetsu.com/s/doc/plate_denture_guideline.pdf)

16. 岡崎和一，川茂 幸，神澤輝実，下瀬川徹，中村誠司，島津 章，他．IgG4関連疾患包括診断基準 2011．日内会誌 2012; 101: 795-804.

17. Andreasen JO. Oral lichen planus. 1. A clinical evaluation of 115 cases. Oral Surg Oral Med Oral Pathol 1968; 25（1）: 31-42.

18. 石川悟朗（監修）．口腔病理学Ⅱ 第2版．京都：永末書店，1984.

19. 天谷雅行，谷川瑛子，清水智子，橋本 隆，池田志斈，黒沢美智子，他．日本皮膚科学会ガイドライン 天疱瘡診療ガイドライン．日皮会誌 2010; 120（7）: 1443-1460.

20. 厚生労働科学研究費補助金 難治性疾患等政策研究事業 自己免疫疾患に関する調査研究班（編集）．シェーグレン症候群診療ガイドライン 2017年度版．東京：診断と治療社，2017.

21. 竹原和彦，桑名正隆，宮地良樹．新・膠原病．東京：診断と治療社，2002.

22. 浅田洸一．強皮症．石橋克禮（監修）．口腔外科臨床症例アトラス．神奈川：三報社，2008: 143.

23. 水口 潤，友 雅司，政金生人，渡邊有三，川西秀樹，秋葉隆，他．一般社団法人日本透析医学会 維持血液透析ガイドライン 血液透析処方．透析会誌 2013; 46: 587-632.

24. 藤村欣吾，宮川義隆，倉田義之，桑名正隆，冨山佳昭，村田 満，他．成人特発性血小板減少性紫斑病治療の参照ガイド 2012年版．臨床血液 2012; 53: 433-442.

25. 相沢 幹，菊地浩吉（編）．新病理学総論 第14版．東京：南山堂，1987.

26. 藤田恒太郎．人体解剖学．東京：南江堂，1990.

27. 清水 宏．あたらしい皮膚科学 第2版．東京：中山書店，2011.

28. Samutsakorn P, Hirunwiwatkul P, Chaitusaney B, Charakorn N. Lingual tonsillectomy with palatal surgery for the treatment of obstructive sleep apnea in adults: a systematic review and meta-analysis. Eur Arch Otorhinolaryngol 2018; 275（4）: 1005-1013.

29. Wood N, Goaz P. Differential diagnosis of oral lesions. Saint Louis: Mosby, 1975.

30. Brierley J, Gospodarowicz M, Wittekind Ce. TNM Classification of Malignant Tumours 8th ed. New York: Wiley-Blackwell, 2016.

31. 日本頭頸部癌学会（編集）．頭頸部癌取扱い規約 第6版．東京：金原出版，2018.

32. 日本歯科薬物療法学会（編集）．新版 日本歯科医薬品集．京都：永末書店，2015.

33. 金子明寛，青木隆幸，池田文昭，川辺良一，佐藤田鶴子，津村直幹，他．JAID/JSC 感染症治療ガイドライン 2016 歯性感染症．日化療会誌 2016; 64: 641-646.

索　引

あ
アシクロビル…………………………… 39
アズレンスルホン酸ナトリウム
………………… 53、103、109、111、115
アフタ…………………………………… 99
　──性口内炎………………………… 99
　孤立性──…………………………… 99
　再発性──…………………………… 99
　ベドナー──………………………… 99
　慢性再発性──……………………… 99
アミロイドーシス……………………… 93
アムホテリシン B…………… 41、45、47
アンジオテンシン変換酵素…………124
　　　　──阻害薬…………………… 31

い
イトラコナゾール………………… 41、45
異形成…………………………………… 29
萎縮性カンジダ症……………………… 43
萎縮性舌炎……………………………… 91
一期治癒………………………………128
遺伝性血管性浮腫………………… 31、124
移動性紅斑……………………………109

え
エプーリス……………………………… 71
壊死性潰瘍性歯肉口内炎……………… 53
壊死性唾液腺化生……………………… 79
壊疽性口内炎…………………………… 53
遠隔転移…………………………122、123
塩化ベンザルコニウム…………… 53、115

か
カタル性口内炎………………………… 97
ガマ腫…………………………… 81、130
カルシウム拮抗薬……………………… 73
カンジダ関連病変………………… 41、47
カンジダ検査…………………………… 51
カンジダ症
　萎縮性──…………………………… 43
　偽膜性──…………………………… 41
　口腔──……………………………… 41
　紅斑性──……………………… 43、113
　肉芽腫性──………………………… 45
　肥厚性──……………………… 45、113
カンジダ性
　──義歯性口内炎…………………… 49
　──口角炎…………………………… 47
　──口唇炎…………………………… 47
回帰感染…………………………… 33、39
外骨症…………………………………105
外傷…………………………………… 55
潰瘍性口内炎…………………………103
過角化症………………………………… 61
下顎隆起………………………………105
過換気症候群…………………………132
過換気テタニー………………………132
過呼吸…………………………………132
過錯角化症……………………………… 59
過正角化症……………………………… 59
化膿性炎………………………………… 55
化膿性唾液腺炎………………………… 57

癌
　頬粘膜──…………………………… 23
　口腔──……………………………120
　口底──……………………………… 23
　歯肉──……………………………… 25
　上皮内──…………………………… 29
　初期──……………………………123
　舌──………………………………… 21
　腺様嚢胞──………………………… 79
　早期──……………………………123
　粘表皮──…………………………… 79
　末期──……………………………123
癌腫……………………………………120
顔面神経麻痺…………… 35、125、126

き
キュットナー腫瘍……………………… 57
義歯性口内炎…………………………… 49
義歯性線維腫…………………………… 65
偽膜性カンジダ症……………………… 41
急性壊死性潰瘍性歯肉炎……………… 53
強指症…………………………… 89、132
頬粘膜癌………………………………… 23
頬粘膜の白線…………………………126
強皮症…………………………………… 89
　限局性──…………………………… 89
　全身性──……………………… 89、132
棘細胞症………………………………… 59
均一型白板症……………………… 29、59
菌交代現象……………………………… 45
菌糸……………………………………… 51

く
クインケ浮腫…………………………… 31
クエン酸第一鉄ナトリウム…………… 91

け
血管腫…………………………………… 77
血管性浮腫………………………… 31、124
血腫……………………………… 95、136
限局性強皮症…………………………… 89
原発腫瘍………………………………122
顕微鏡検査……………………………… 51

こ
コリン作動薬…………………………… 87
抗 BP180……………………………… 85
抗 Dsg1………………………………… 85
抗 Dsg3………………………………… 85
抗ウイルス薬……………… 33、37、39
口蓋隆起………………………………105
口角炎…………………………………… 47
口角びらん……………………………… 47
抗菌薬……………………… 53、55、57
口腔癌…………………………………120
口腔カンジダ症………………………… 41
口腔上皮性異形成……………………… 29
口腔潜在的悪性疾患…… 27、45、59、61
口腔扁平苔癬……………… 51、61、128
口臭症…………………………………136
溝状舌…………………………………111
抗真菌薬………… 41、43、45、47、51
口唇ヘルペス…………………………… 39

口唇疱疹
口唇疱疹………………………………… 39
構造異型………………………………… 29
口底癌…………………………………… 23
抗てんかん薬…………………………… 73
口内炎…………………………………… 97
　アフタ性──………………………… 99
　壊死性潰瘍性歯肉──……………… 53
　壊疽性──…………………………… 53
　カタル性──………………………… 97
　カンジダ性義歯性──……………… 49
　潰瘍性──…………………………103
　義歯性──…………………………… 49
　歯肉──……………………………… 97
　ニコチン性──……………………127
　疱疹性歯肉──……………………… 37
紅板症…………………………………… 27
紅斑性カンジダ症………………… 43、113
酵母……………………………………… 51
黒毛舌…………………………………117
孤立性アフタ…………………………… 99

さ
再発性アフタ…………………………… 99
細胞異型………………………………… 29
匙状爪…………………………………… 91
錯角化…………………………………… 61

し
シェーグレン症候群……………… 87、131
色素性母斑……………………………… 93
色素沈着………………………………… 93
自己免疫疾患…………………………… 89
歯性感染症……………………………… 55
歯槽隆起………………………………105
歯肉癌…………………………………… 25
歯肉口内炎……………………………… 97
歯肉増殖症……………………………… 73
紫斑……………………………………… 95
手指短縮………………………………… 89
出血傾向…………………………… 95、134
出血性素因………………… 95、134、135
腫瘍……………………………………120
上行性感染……………………………… 57
上皮性異形成…………………………… 29
上皮内癌………………………………… 29
上皮の萎縮……………………………… 61
初感染…………………………… 33、39
初期癌…………………………………123
褥瘡性潰瘍……………………………… 63
助産婦手位……………………………132
所属リンパ節…………………………122

す
スティーブンス・ジョンソン症候群……129
ステロイド性抗炎症薬
………… 35、51、61、85、95、99、103
スプーンネイル………………………… 91
水痘……………………………………… 33
水痘・帯状疱疹ウイルス……………… 33

せ
セビメリン塩酸塩水和物……………… 87
正角化…………………………………… 61

153

生検·································121
　切開——·························121
　切除——·························121
正中菱形舌炎·····················113
切開生検·························121
舌癌····························· 21
舌小帯強直症·················89、133
舌小帯切除術····················133
舌小帯短縮······················132
　——症·····················89、133
切除生検·························121
舌深静脈·························131
　——瘤·························131
舌苔····························119
舌乳頭萎縮······················ 91
舌扁桃··························115
線維腫··························· 69
全身性強皮症·················89、132
腺様嚢胞癌······················ 79

そ
早期癌··························123
創傷治癒························128

た
帯状疱疹·················33、35、124
唾液腺炎························· 57
　化膿性——····················· 57
　慢性硬化性——················· 57
多形滲出性紅斑···················129
多形腺腫························· 79
唾石····························· 83
唾石症··························· 83
単純ヘルペスウイルス··········37、39
単純疱疹ウイルス··········37、39、126

ち
チアノーゼ······················132
地図状舌························109
治癒
　一期——·······················128
　二期——·······················128
中毒性表皮壊死症·················129

て
天疱瘡······················85、131

と
特発性血小板減少性紫斑病·········· 95
塗抹標本························· 51

な
内骨症··························105
内耳神経························· 35

に
ニコチン性口内炎·················127
ニコルスキー現象················· 85
ニフェジピン····················· 73
二期治癒························128
肉芽腫性カンジダ症··············· 45
肉腫····························120
乳頭腫··························· 75
乳頭状過形成····················· 75

ね
粘液嚢胞·····················81、130
粘液瘤··························· 81
粘表皮癌························· 79

の
嚢胞····························· 81
　粘液——·····················81、130
　ブランダン・ヌーン——·········· 81
　ブランディン・ヌーン——········ 81

は
ハンター舌炎····················· 91
ハント症候群·············35、125、126
培養検査························· 51
白板症····················29、59、128
　均一型——·················29、59
　非均一型——···············29、59
ばち指··························132
歯の圧痕························126

ひ
ビダラビン······················· 39
ピロカルピン塩酸塩··············· 87
非均一型白板症···············29、59
肥厚性カンジダ症············45、113
日和見感染······················· 45

ふ
フェニトイン····················· 73
フォーダイス斑··················107
フラビーガム····················· 67
プラマービンソン症候群··········· 91
ブランダン・ヌーン嚢胞··········· 81
ブランディン・ヌーン嚢胞········· 81
浮腫····························· 31

へ
ベーチェット病··················· 99
ベトナーアフタ··················· 99
ヘルパンギーナ··················101
ヘルペス性口内炎················· 37
ベル麻痺····················125、126
平滑舌··························· 91
扁桃肥大························115
扁平苔癬··················51、61、128

ほ
ポビドンヨード··············53、115
疱疹性歯肉口内炎················· 37

ま
摩擦性角化症····················127
末期癌··························123
慢性硬化性唾液腺炎··············· 57
慢性再発性アフタ················· 99

み
ミクリッツ病····················· 57
ミコナゾール···············41、45、47

め
メコバラミン····················· 91

ら
ラムゼイ・ハント症候群··········· 35

リ
リンパ節転移····················122
隆起
　下顎——·······················105
　口蓋——·······················105
　歯槽隆起·······················105
硫酸鉄··························· 91

る
類天疱瘡························· 85

れ
レイノー現象····················132

a
ACE 阻害薬················31、124
acute necrotizing ulcerative gingivitis ··· 53
alveolar tubercle ··············105
amyloidosis ···················· 93
angioedema ··············31、124
angular cheilitis ··············· 47
ankyloglossia ·············89、133
ANUG ·························· 53
aphtha ························· 99
aphthous stomatitis ··········· 99
atrophic glossitis ············· 91
atrophy of tongue papillae ····· 91
atypia ························· 29
autoimmune disease ·········· 89

b
Bednar's aphtha ··············· 99
Behçet's disease ··············· 99
Bell's palsy················125、126
biopsy ························121
black hairy tongue ············117
Blandin-Nuhn cyst ············ 81
bleeding tendency ·········95、134

c
C1 インヒビター············31、124
Candida albicans ··········41、49
candida denture stomatitis ···· 49
Candida glabrata ············· 49
candidal angular cheilitis ····· 47
candidal cheilitis ············· 47
candida-related denture stomatitis ······ 49
candidiasis ···················· 41
　erythematous —— ·········· 43
　granulomatous —— ········· 45
　hyperplastic —— ··········· 45
　pseudomembranous —— ··· 41
carcinoma ····················120
carcinoma in situ ············· 29
carcinoma of buccal mucosa ··· 23
carcinoma of floor of mouth ··· 23
carcinoma of gingiva ·········· 25
carcinoma of tongue ·········· 21
catarrhal stomatitis ··········· 97
cellular atypia ················ 29
cheilitis ······················ 47
chronic sclerosing sialadenitis ··· 57

clubbed finger ·················· 132
collagen disease ················ 89
crenated tongue ················ 126
cyanosis ······················· 132
cyst ··························· 81
   Blandin-Nuhn —— ·········· 81
   mucous —— ············· 81、130

d

decubitus ulcer ················· 63
denture fibroma ················ 65
denture stomatitis ·············· 49
distant metastasis ·············· 123
dysplasia ···················· 29

e

enostosis ····················· 105
epithelial dysplasia ············· 29
epulis ······················· 71
erythema migrans ·············· 109
erythema multiforme ············ 129
erythematous candidiasis ········· 43
erythroplakia ·················· 27
excisional biopsy ··············· 121
exostosis ····················· 105

f

facial palsy ···················· 125
fibroma ······················ 69
fissured tongue ················· 111
flabby gum ··················· 67
Fordyce spots ················· 107
frenectomy ··················· 133
frictional keratosis ·············· 127

g

geographic tongue ·············· 109
gingival hyperplasia ············· 73
gingivostomatitis ··············· 97
glossitis
   atrophic —— ············· 91
   Hunter's —— ············· 91
   median rhomboid —— ······ 113
granulomatous candidiasis ········ 45

h

HAE ························· 124
halitosis ····················· 136
hemangioma ·················· 77
hematoma ················ 95、136
hemorrhagic diathesis ······· 95、134
hereditary angioedema ·········· 124
herpangina ··················· 101
herpes simplex labialis ··········· 39
herpes simplex virus ········· 37、39
herpes zoster ················· 33
herpetic gingivostomatitis ········· 37
homogeneous type ·············· 29
Hunter's glossitis ··············· 91
Hunt syndrome ··········· 35、125、126
hyperplasia
   gingival —— ············· 73
   papillary —— ············· 75
hyperplastic candidiasis ··········· 45
hyperpnea ···················· 132

hyperventilation syndrome ········· 132
hyperventilation tetany ··········· 132

i

idiopathic thrombocytopenic purpura ··· 95
IgG4 関連疾患 ················· 57
immunoglobulin G-4 related disease ··· 57
incisional biopsy ················ 121
injury ······················· 55
ITP ························· 95

k

Küttner tumor ·················· 57

l

leukoplakia ················ 29、59
lichenoid drug reaction ··········· 61
lichen planus ··············· 51、61
linea alba buccalis ··············· 126
lingual tonsil ·················· 115
lingual varicosity ··············· 131
localized scleroderma ············ 89
lymph node metastasis ··········· 122

m

mandibular torus ··············· 105
median rhomboid glossitis ········· 113
microbial substitution ············· 45
metastasis
   distant —— ············· 123
   lymph node —— ·········· 122
Mikulicz disease ················ 57
mucocele ····················· 81
mucous cyst ·············· 81、130

n

necrotizing ulcerative gingivostomatitis 53
nicotinic stomatitis ·············· 127
Nikolsky's sign ················· 85
non-homogeneous type ··········· 29

o

obstetrician's hand ·············· 132
odontogenic infection ············ 55
opportunistic infection ··········· 45
oral epithelial dysplasia ·········· 29
oral lichen planus ··········· 51、61
oral potentially malignant disorders ····· 27

p

palatal torus ··················· 105
palsy
   Bell's —— ··········· 125、126
   facial —— ··············· 125
papillary hyperplasia ············· 75
papilloma ···················· 75
pemphigoid ··················· 85
pemphigus ···················· 85
pigmentation ·················· 93
pigmented nevus ··············· 93
pleomorphic adenoma ············ 79
Plummer-Vinson syndrome ········· 91
pseudomembranous candidiasis ······ 41
purpura ······················ 95
purulent inflammation ············ 55

q

Quincke's edema ················ 31

r

Ramsay Hunt syndrome ············ 35
ranula ···················· 81、130
Raynaud's phenomenon ··········· 132
recurrent aphtha ················ 99
regional lymph node ············· 122

s

sarcoma ····················· 120
scalloped tongue ··············· 126
sclerodactylia ·············· 89、132
scleroderma ··················· 89
sialadenitis ···················· 57
sialoadenitis ··················· 57
sialolith ····················· 83
sialolithiasis ··················· 83
Sjögren's syndrome ·············· 87
smooth tongue ················· 91
solitary aphtha ················· 99
spoon nail ··················· 91
Stevens-Johnson syndrome ········· 129
stomatitis ···················· 97
   aphthous —— ············· 99
   candida denture —— ········· 49
   candida-related denture —— ····· 49
   catarrhal —— ············· 97
   denture —— ·············· 49
   gingivo—— ··············· 97
   herpetic gingivo—— ········· 37
   necrotizing ulcerative gingivo—— ····· 53
   nicotinic —— ············· 127
   ulcerative —— ············· 103
structural atypia ················ 29
suppurative sialadenitis ··········· 57
systemic sclerosis ··········· 89、132

t

TEN ························· 129
TNM 分類 ···················· 122
tongue ······················ 119
   atrophy of —— papillae ······· 91
   black hairy —— ············· 117
   carcinoma of —— ·········· 21
   crenated —— ·············· 126
   fissured —— ·············· 111
   geographic —— ············ 109
   scalloped —— ············· 126
   smooth —— ·············· 91
   —— coating ·············· 119
tonsillar hypertrophy ············· 115
torus ······················· 105
tumor ······················· 120

u

ulcerative stomatitis ············· 103

v

varicella-zoster virus ············· 33
virus
   herpes simplex —— ······· 37、39
   varicella-zoster —— ·········· 33

著者紹介

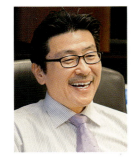

中川洋一（なかがわよういち）

新横浜歯科衛生士・歯科技工士専門学校 学校長
日本口腔外科学会認定 口腔外科専門医・指導医
日本歯科薬物療法学会認定 専門医
日本口臭学会認定 専門医・指導医

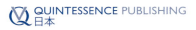

新版 チェアサイド・介護で役立つ口腔粘膜疾患アトラス
どこで見わけて、どう対応？

2006年3月10日　第1版第1刷発行
2018年9月10日　第2版第1刷発行
2025年5月25日　第2版第4刷発行

著　者　中川洋一

発行人　北峯康充

発行所　クインテッセンス出版株式会社
　　　　東京都文京区本郷3丁目2番6号　〒113-0033
　　　　クイントハウスビル　電話(03)5842-2270(代表)
　　　　　　　　　　　　　　(03)5842-2272(営業部)
　　　　　　　　　　　　　　(03)5842-2284(編集部)
　　　　web page address　https://www.quint-j.co.jp

印刷・製本　サン美術印刷株式会社

Printed in Japan　　　　　　　　　　　禁無断転載・複写
ISBN978-4-7812-0640-0　C3047　　　落丁本・乱丁本はお取り替えします
　　　　　　　　　　　　　　　　　　定価はカバーに表示してあります